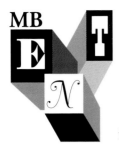

JN095120

編集企画にあたって……

　周知のとおり，われわれの耳鼻咽喉科・頭頸部外科が扱う範囲は膨大です．加えて各分野の学問，診療技術の進歩は加速しており，必然的に専門化がますます進んでいます．耳鼻咽喉科・頭頸部外科の関連学会の数も非常に多く，各学会でより専門的な議論が活発に展開されています．

　本誌の企画「みみを診る」のお話をいただいた時にまず感じたことは，何という大雑把な名前の企画だということでした．「みみ」≒「耳科」と解釈すると，解剖学的には外耳，中耳，内耳，側頭頭蓋底ということになりますが，学問としては，耳科学，聴覚医学，めまい平衡医学，側頭骨外科学など非常に多岐にわたります．この企画をいただき，「みみ」を一つの臓器として横断的に扱う機会が最近では稀有になってしまっていることに気づかされました．同時に，改めて「みみ」の疾患全体を網羅的に1冊の本として皆さんに提供できるのは，非常に喜ばしいことであると感じております．

　執筆は「みみ」を10個のパートに分けて，各分野のエキスパートにお願いをいたしましたが，それぞれのご担当の範囲も非常に広く，大変なご苦労を強いてしまったのではないかと思います．しかし，いただいた原稿を拝見すると，診断と鑑別のポイント，それを踏まえた治療戦略の作り方がどのパートも見事にわかりやすく書かれており，まさに「みみの診療はこの一冊で大丈夫」という内容に仕上がっております．どうかお時間があるときに，一冊を通して読んでいただき，改めて「みみ」を網羅的に攻略していただければ幸いです．

2023年3月

山本　裕

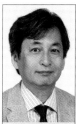

浦野　正美
（うらの　まさみ）

1982年	新潟大学卒業　同大学耳鼻咽喉科入局
1991年	同，助手
1995年	新潟県立中央病院耳鼻咽喉科，医長
1999年	済生会新潟第二病院耳鼻咽喉科，部長
2002年	浦野耳鼻咽喉科医院，院長

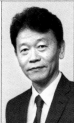

林　　達哉
（はやし　たつや）

1986年	旭川医科大学卒業　同大学耳鼻咽喉科入局
1987年	北見赤十字病院耳鼻咽喉科
1989年	旭川医科大学耳鼻咽喉科，助手
1994〜96年	米国アーカンソー州立医科大学留学
2001年	旭川医科大学耳鼻咽喉科・頭頸部外科，講師
2006年	同，准教授
2016年	同大学頭頸部癌先端的診断・治療学講座，特任教授
2023年	同大学病院，手術部長

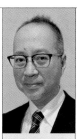

山本　　裕
（やまもと　ゆたか）

1990年	新潟大学卒業　同大学耳鼻咽喉科入局
2006年	同，講師
2012年	同大学大学院医歯学総合研究科学分野，准教授
2015年	東京慈恵会医科大学耳鼻咽喉科学教室，准教授
2018年	同，教授
2022年	同大学附属病院，耳鼻咽喉・頭頸部外科，診療部長

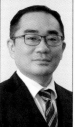

小森　　学
（こもり　まなぶ）

2004年	昭和大学卒業　東京慈恵会医科大学附属病院，臨床研修医
2006年	同大学耳鼻咽喉科学教室入局
2015年	国立成育医療研究センター
2018年	東京慈恵会医科大学，講師　同大学附属第三病院，診療部長
2020年	聖マリアンナ医科大学，講師
2022年	同，主任教授

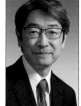

堀井　　新
（ほりい　あらた）

1989年	徳島大学卒業
1994年	大阪大学大学院博士課程修了　大阪通信病院耳鼻咽喉科
1997年	大阪大学医学部，助手
1998〜2000年	ニュージーランド　オタゴ大学医学部薬理学教室留学
2006年	大阪大学医学部，講師
2009年	市立吹田市民病院耳鼻咽喉科，部長
2013年	国立病院機構大阪医療センター耳鼻咽喉科長
2015年	新潟大学医学部耳鼻咽喉・頭頸部外科，教授

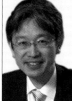

吉田　尚弘
（よしだ　なおひろ）

1989年	東北大学卒業
1994年	同大学大学院修了
1997年	同大学耳鼻咽喉科，助手
1997〜99年	米国ハーバード大学留学（聴覚生理）
2002年	東北大学病院耳鼻咽喉科，院内講師
2007年	東北公済病院耳鼻咽喉科，部長
2010年	自治医科大学附属さいたま医療センター，准教授
2015年	同，教授

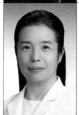

櫻井　結華
（さくらい　ゆいか）

1996年	東京慈恵会医科大学卒業　同大学耳鼻咽喉科入局
1998年	同大学附属病院
2000年	大森赤十字病院
2001年	東京慈恵会医科大学耳鼻咽喉科，助手
2016年	同大学教育センター
2018年	同大学耳鼻咽喉科，助教
2020年	同，講師
2021年	同，准教授

松田　圭二
（まつだ　けいじ）

1989年	宮崎医科大学卒業　同大学耳鼻咽喉科入局
1993年	同大学医学部附属病院，助手
2001年	米国ノースウエスタン大学聴覚生理研究室留学
2007年	宮崎大学医学部附属病院，講師
2010年	同，准教授
2019年	まつだ耳鼻咽喉科宮崎サージクリニック，院長（開業）

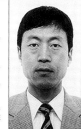

和田　哲郎
（わだ　てつろう）

1988年	筑波大学卒業　同大学附属病院耳鼻咽喉科
1994年	同大学医学研究科研究生
1996年	同大学臨床医学系講師（耳鼻咽喉科）
2003年	同，助教授
2004年	同大学大学院人間総合科学研究科，准教授

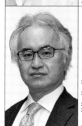

須納瀬　弘
（すのせ　ひろし）

1988年	東北大学卒業　同大学大学院耳鼻咽喉科入局
1993年	同大学大学院修了　同大学耳鼻咽喉科，助手
1993〜95年	米国Boys Town National Reserch Hospital留学
1999年	東北大学耳鼻咽喉科，院内講師
2003年	東京女子医科大学耳鼻咽喉科，講師
2004年	同，准教授
2006年	同
2010年	同大学東医療センター耳鼻咽喉科，准教授　同，教授
2022年	同大学附属足立医療センター耳鼻咽喉科，教授

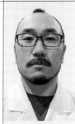

山口　慎人
（やまぐち　のりひと）

2011年	名古屋市立大学卒業　JA愛知厚生連豊田厚生病院，臨床研修医
2013年	同病院耳鼻いんこう科
2016年	名古屋市立大学病院耳鼻いんこう科，臨床研究医
2017年	豊橋市民病院耳鼻いんこう科

CONTENTS

みみを診る
—鑑別診断のポイントと治療戦略—

編集企画／山本　裕
東京慈恵会医科大学
教授

Monthly Book ENTONI　No. 284/2023. 5　目次

編集主幹／曾根三千彦　香取幸夫

【ENTONI® （エントーニ）】
ENTONI とは「ENT」（英語の ear, nose and throat：耳鼻咽喉
科）にイタリア語の接尾辞 ONE の複数形を表す ONI をつけ，
耳鼻咽喉科領域を専門とする人々を示す造語．

好評

よくわかる 耳管開放症

―診断から耳管ピン手術まで―

著者
小林俊光　池田怜吉 ほか

2022年5月発行　B5判　284頁　定価8,250円（本体価格7,500円＋税）

耳管開放症とは何か…病態や症状、検査、診断に留まらず、耳管の構造、動物差まで、現在までに行われている本症の研究の全てと世界初の耳管開放症治療機器「耳管ピン」の手術やその他治療法についても紹介し、耳管開放症を網羅した本書。研究の歴史や機器開発の過程なども余すところなく掲載し、物語としても楽しめる内容です。目の前の患者が耳管開放症なのか、そして治療が必要な症状なのか、診療所での鑑別のためにぜひお役立てください。

目次

全日本病院出版会　〒113-0033 東京都文京区本郷 3-16-4　Tel:03-5689-5989
www.zenniti.com　Fax:03-5689-8030

MB ENT, 284：1-8, 2023

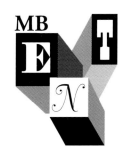

◆特集・みみを診る─鑑別診断のポイントと治療戦略─

外耳道の炎症性疾患

浦野正美*

Abstract 外耳道の炎症性疾患は一般の耳鼻咽喉科外来診療では頻度が比較的高く，通常は適切な局所加療を行うことにより良好な治療結果が得られる．しかし，中には再発を繰り返す症例もあり，それらへの対応としては初診時に耳いじりの習慣や，耳栓・イヤホンなどの使用状況，季節などによっても疾患の病態は変動することを意識して注意深く問診することが必要である．
難治性の症例の中には特殊な炎症性疾患もあるので，通常の治療で難渋する場合は外耳道ばかりではなく鼓膜周辺の病変も詳細に観察し，耳漏がある場合はその発症部位にも注意をして，あらゆる疾患の可能性を常に念頭に置いて対応する．治療には各種局所療法の選択が重要で，耳鼻科的な処置も有用なのでその手技に習熟しておくことも必要である．

Key words 外耳道炎（external otitis media），耳真菌症（otomycosis），悪性外耳道炎（malignant otitis externa），局所療法（local medical treatment），外用薬（topical medicine）

はじめに

外耳道の炎症性疾患は一般の耳鼻咽喉科外来診療では頻度が比較的高く，通常は適切な局所加療を行うことにより良好な治療結果が得られる．しかし，中には再発を繰り返す症例もあり，それらへの対応としては初診時に生活習慣，職業などの状況について詳細に問診することが重要である．特に耳いじりの癖や，耳栓・イヤホンなどの使用状況，罹患季節などによっても疾患の病態は変動することを意識して注意深く聴取することが必要である．

最近では 2020 年からの新型コロナウイルス感染症の流行により，テレワークやオンライン会議が日常となり，イヤホンなどをする機会が増えて，外耳道への慢性的な刺激が加わり発症の誘因となっている可能性も示唆される．

難治性の症例の中には特殊な炎症性疾患もあるので，通常の治療で難渋する場合は外耳道ばかりではなく鼓膜周辺の病変も詳細に観察し，耳漏がある場合はその発症部位にも注意をして，あらゆる疾患の可能性も常に念頭に置いて対応する必要がある．治療には適切な局所療法薬剤の選択と各種耳鼻科的処置の習熟が重要である．

本稿では外耳道の炎症性疾患の代表的な病態について実践的な解説を行うとともに，遭遇する頻度は高くないが，注意すべき疾患についても言及する．

外耳道の代表的な炎症性疾患

1．外耳道炎

1）病　態

外耳道は成人では約 3 cm の長さで，外耳道の外側 1/3 の軟骨部では皮下組織を有し，内側 2/3 の骨部では皮下組織を欠く．軟骨部外耳道には耳毛や耳垢腺，皮脂腺，汗腺が存在し，耳垢を形成するが，骨部外耳道の皮膚は薄く骨膜に接している[1]．

* Urano Masami，〒 950-0814 新潟県新潟市東区逢谷内 3-1-26　浦野耳鼻咽喉科医院，院長

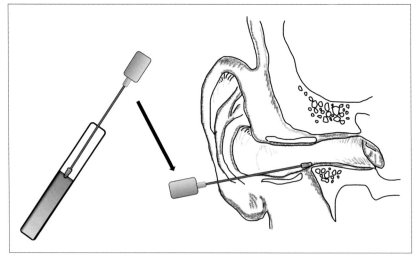

図 1. 外耳道からの検体採取方法
トランスワブ® の検体採取用綿棒の先端に移動培地を少量塗布してから，
外耳道皮膚を軽くこするようにして病原微生物を採取する

外耳道炎は発症部位によって限局性外耳道炎とびまん性外耳道炎に分ける場合もあるが臨床的には両者の中間も存在し，明確に病態が大きく違うものではない．

外耳道炎ではしばしば湿疹を伴っていることが多く，特に耳入口部から軟骨部にかけては機械的な刺激を受けやすく，外耳道皮膚にびらんや痂疲が出現し，さらに進行すると漿液性分泌物が生じる[2]．

耳いじりの習慣で，特に綿棒で強くこすりすぎる癖がある症例では，外耳道皮膚表面を保護している皮脂成分や角質層も取りのぞかれ，表皮が傷つき，耳漏を生じやすくなる．

そのような部位に細菌感染などを起こすと膿性分泌物になり，瘙痒感や痛みが増す．外耳道炎が進行すると皮膚から出血を起こし，血液凝固痂疲（コアグラ）で外耳道が閉塞することもある．

外耳道炎の起炎菌としては黄色ブドウ球菌（*Staphylococcus aureus*），表皮ブドウ球菌（*Staphylococcus epidermidis*）が多いが，慢性化すると緑膿菌（*Pseudomonas aeruginosa*），メチシリン耐性黄色ブドウ球菌（*Methicillin resistant Staphylococcus aureus*：MRSA）を生じることもある[3]．

治療を開始した後には病原菌が検出されにくくなることから，初診時に細菌培養検査を施行しておく．耳漏が多い場合は清拭して，なるべく原因

となっている感染部位の皮膚から検体を採取するようにする．皮膚の発赤のみで耳漏が少ない場合は，細菌検査検体採取用のトランスワブ® などの綿棒先端に移動培地を少しつけてから皮膚をこすり取るようにすると病原菌検出確率が向上する（図1）．

2）治　療

外耳道炎の治療法は，耳に慢性的な刺激が加わっている場合はまずそれを防止することである．耳掃除の習慣がある場合は適切な清掃方法を指導する．耳栓やイヤホンを使う場合は挿入物の清拭を心がけ，病原菌が繁殖しないようにする．

局所療法としては，外耳道皮膚の清拭と点耳，軟膏塗布などの耳処置が中心となる．抗菌薬やステロイドによる点耳療法は有効な局所療法である．代表的な外用抗菌点耳薬を表1に示す．

起炎菌を考慮すると，抗菌点耳薬ではセフェム系やニューキノロン系は有効である．しかし，慢性化した場合は耐性菌が検出されることもある．耐性菌が検出された場合は抗菌薬の点耳のみでなく，外耳道の丁寧な清拭と，1%ピオクタニン®（塩酸メチルロザリニン）やイソジン®（ポビドンヨード液），ブロー液などの局所使用も考慮する．

ブロー液は19世紀にドイツのKari August von Burow が収斂・消毒剤として考案した酢酸アルミニウム溶液である．寺山らが2003年に外耳炎，中

表 1. 代表的な外用抗菌点耳薬

一般名	商品名の例
ニューキノロン系	
オフロキサシン	タリビッド耳科用液®
ロメフロキサシン	ロメフロン耳科用液®
ホスホマイシン系	
ホスホマイシンナトリウム	ホスミシン S 耳科用液®
セフェム系	
塩酸セフメノキシム	ベストロン耳科用液®
クロラムフェニコール系	
クロラムフェニコール	クロロマイセチン耳科用液®

耳炎に有効であることを報告[4]してから国内でも再認識され，MRSA など抗菌薬に抵抗性の外・中耳炎の難治性耳漏に使用されるようになってきた．基本的には院内調整薬剤であり，その組成や製法は各施設で独自に調合しており，製品化された市販薬剤ではない．強酸性で内耳毒性も懸念されるため，点耳で使用するよりも局所に綿棒などで塗布して使用するほうが安全である．原法では調剤に数日間の時間を要していたが，2005 年に広島大学が約 2 時間で調製ができる迅速調製法を開発し，ネオ・ブロー液と称している[5]．表 2 にその調剤方法の一例を示す．

外耳道の深部では外耳道が弯曲しており，直線状の綿棒に薬液を塗布しても到達しない場合がある．ディスポーザブルの使い捨て綿棒では不可能であるが，従来のステンレス製耳用捲綿子を使用

する場合は，先端に巻き付ける綿の形状を工夫し，あらかじめ捲綿子の先端を曲げてから操作すると薬液を患部に塗布しやすい(図 2)．

湿疹を伴っている場合は外用ステロイド薬を併用する．点耳薬としてはリンデロン液®(ベタメタゾンリン酸エステルナトリウム)，軟膏としてはリンデロン VG 軟膏®(ベタメタゾン吉草酸エステル・ゲンタマイシン硫酸塩)，ネオメドロール EE 軟膏®(メチルプレドニゾロン・フラジオマイシン硫酸塩)などがある．ステロイドは作用の強さにより薬効が strongest から weak までの 5 段階に分類されているので，ステロイド外用薬を併用する場合はその点も意識して，漫然と使用しないようにする．

外耳道湿疹に対してソラックス灯®などの赤外線を出力する機器による赤外線療法は，いわゆる皮膚科光線療法として以前は一部の医療施設で行われていたようであるが，現在ではその医学的エビデンスを示す文献は見当たらない．

外耳道炎の治療方法は基本的には局所療法であるが，炎症が強く，細菌感染が進展している場合は抗菌薬，瘙痒感などが強い場合は抗ヒスタミン薬の内服も併用する．

限局性外耳道炎が急速に進展して，外耳道皮膚

表 2. ブロー液の調剤方法の一例(ネオ・ブロー液)

1）用意する薬剤
酢酸アルミニウム(塩基性)9.6 g，酒石酸 4.5 g，酢酸 33% 25 mL(試薬特級 99.7%酢酸を 3 倍希釈)，精製水 全量 100 mL

2）使用器具
三角フラスコ(またはメスフラスコ)，コンロ，ビー玉，漏斗，ろ紙，アルミホイル，電子天秤

3）調剤方法
① 酢酸アルミニウムを 9.6 g 用意．
② 酒石酸 4.5 g と精製水 60 mL を ① に加え，室温で混合．
③ 33%酢酸 25 mL を加える．
④ 95℃以上の湯浴中で加熱し，ときどき撹拌しながら溶解させる(2.5〜4 時間)．
蒸発を防ぐため，フラスコは，ビー玉と漏斗などでふたをする．
湯浴も蒸発を防ぐためアルミホイルなどでふたをし，水が少なくなってきたら，水を足す．
溶けたら室温に戻す．溶けると無色透明になる．
⑤ 全量 100 mL になるように精製水を加える．
⑥ ろ紙でろ過をする．
⑦ ⑥の液を 5 mL ずつ容器に分注する(ネオ・ブロー氏液原液)．
⑧ ⑥の液を 4 倍希釈し，10 mL ずつ容器に分注する(ネオ・ブロー氏液 4 倍希釈液)．

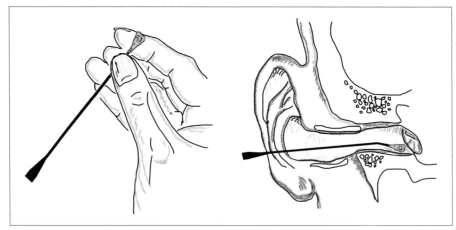

図 2. 外耳道処置における綿棒の使い方
ステンレス製耳用捲綿子の先端を少し曲げて深部にも届くようにする

の発赤腫脹が著しい場合は耳癤（じせつ）と呼ぶこともある. このような症例で外耳道が腫脹のため狭窄して点耳薬の滴下が困難な場合は, 抗菌薬とステロイド混合軟膏を塗布したゴッドスタインタンポンを患部に挿入して圧迫する. 耳周囲のリンパ節腫脹や発熱, 疼痛が強い場合は抗菌薬と消炎鎮痛薬の内服も併用する.

外耳道炎で皮下にも炎症が波及した場合は耳介, 顔面皮下に広範な炎症を起こし, いわゆる顔面蜂窩織炎（丹毒）の状態になることもある. この場合は抗菌薬の点滴が必要になる場合が多い.

2. 外耳道真菌症
1）病 態

骨部外耳道から鼓膜にかけてみられることが多く, 皮膚自浄作用が阻害され, 真菌が繁殖する. 体の深部は37℃台の体温であるが, 外界に接する外耳道ではその温度が低下し, 真菌の培養条件に適した35〜36℃台になる. 真菌は自然界で多く発生するために, 細菌よりも最適培養温度がやや低い. したがって, 細菌感染症の多い部位よりもやや外界に近い部位で真菌感染症は好発する. また, 外耳道は閉鎖空間になりやすく, 皮脂腺などが存在することから換気も悪く, 多湿と繁殖適正温度により真菌には適した条件になり得る.

はじめから真菌の感染が起こる場合と, 細菌性の外耳道炎に対して抗菌薬やステロイド外用薬の使用後に, 菌交代現象として生じる場合がある. 真菌は胞子型のアスペルギルス属が多く約

80％, 残りはほぼ酵母型のカンジダ属とする報告が多い. 細菌との混合感染もよくみられる. 細菌感染による耳内の湿潤した環境が真菌感染を助長すると考えられている[6].

真菌感染を起こすと瘙痒感が強く, 外耳道には白色, 軟性の乾酪様堆積物が充満する場合や, 外耳道の表面に白色や黒色の菌糸が確認されることもある.

2）治 療

外耳道の真菌と耳漏を丁寧に除去し, 清掃してから外用抗真菌薬を用いた局所療法を行う. 代表的な外用抗真菌薬を表3に示す.

液剤, クリーム剤, 軟膏剤があり, 白色ワセリンが含まれているものは皮膚保護作用がある. また, 局所での滞留時間を考慮するとクリーム系, 軟膏剤が液状よりも使いやすい.

液剤では基材にエチレンオキシドを含むものを使用している場合があるので, 点耳した場合, 外耳道皮膚を刺激して痛みを生じる場合がある. 処方前に外耳道に綿棒で塗布するなどして刺激痛がないことを確かめてから使用するとよい.

また, 抗真菌薬の他に, 難治性の場合は外耳道炎の治療の時と同様にブロー液や1％ピオクタニン®（塩化メチルロザニリン）などの使用も考慮する.

一般的に真菌症の治療初期にステロイド外用薬の使用は行わないが, 瘙痒感が強く外耳道皮膚に浮腫性の腫脹がみられる場合は, 医師が適切にコ

表 3. 代表的な外用抗真菌薬

一般名	商品名の例	主な外用剤型
イミダゾール系		
クロトリマゾール	エンペシド®	液, クリーム
ミコナゾール	フロリード®	クリーム
硝酸イソコナゾール	アデスタン®	クリーム
ビホソール	マイコスポール®	クリーム
ラノコナゾール	アスタット®	液, クリーム, 軟膏
硝酸スルコナゾール	エクセルダーム®	液, クリーム
ベンジルアミン系		
塩酸ブテナフィン	メンタックス®	液, クリーム
アリアミン系		
塩酸テルビナフィン	ラミシール®	液, クリーム
ポリエン系		
ピマリシン	ピマリシン点眼薬®	液

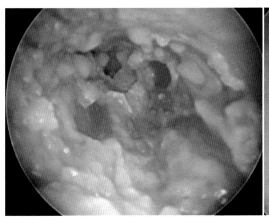 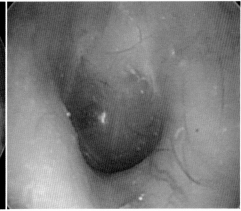

a│b

図 3. 左外耳道真菌症(34歳,男性)
a:外耳道の腫脹と発赤,真菌塊の付着を認める
b:約2か月の保存加療で軽快した

ントロールしながら局所処置にステロイド外用薬を併用する方法を試みる場合もある.

外耳道真菌症も適切な局所治療で改善する場合が多いが,菌糸が外耳道皮膚深部に広範に進展している場合は治療に時間を要する場合もある(図3).外耳道炎の場合と同様に,瘙痒感が強い場合は抗ヒスタミン薬の内服を併用する場合もあるが,深在性で難治性にならない限り,抗真菌薬の内服を必要とする症例は少ない.

生活指導も重要であり,耳掃除の習慣や耳を触ること,各種市販薬の頻回な自己塗布などについて注意を啓発することも大切である.

3. 悪性外耳道炎

1) 病態

悪性外耳道炎は外耳道の細菌感染が軟部組織や骨・軟骨に壊死性・破壊性に進展し,側頭骨や周囲軟部組織から頭蓋底に波及して様々な脳神経症状を呈するようになる疾患で,髄膜炎やS状静脈洞血栓症を合併すると時に致命的になることもある.

本疾患はかつては高齢の糖尿病患者に多くみられたが,最近は後天性免疫不全症候群や白血病,慢性腎不全といった免疫低下を引き起こす疾患の割合が増加している.

免疫不全と感染に局所の微小血流障害が加わることによって,難治化,重症化すると考えられている[7].

患者は頑固な耳痛と耳漏を伴い,起炎菌のほとんどが緑膿菌であるが,黄色ブドウ球菌や真菌,嫌気性菌も起炎菌になり得る.

2）治　療

治療は抗菌薬の投与，頻回な肉芽組織および膿性分泌物の除去が必要である．糖尿病の全身管理が基本となる．手術治療に関しては統一した見解はないが，手術の適応については手術侵襲で起炎菌をより深層まで播種して病巣をかえって拡大する可能性も指摘されており慎重に行ったほうがよいと考えられている．つまり，保存的治療で耳漏などの局所の感染が制御できない場合，もしくは多発脳神経麻痺が出現した場合，診断確定のための病理診断用の標本を採取する場合などが手術適応とされる[8]．

4．外耳道の帯状疱疹

1）病　態

帯状疱疹は水痘・帯状疱疹ウイルス（VZV）感染症が再活性化したもので，再活性化の危険因子としては，糖尿病や二次的な免疫不全などがあるが，特にこれらの誘因がなくても発症することがある．典型的にはウイルスが後根神経節に潜伏し，何らかの要因で再活性化すると皮膚分節に沿った痛みを伴う皮膚病変として現れる．

耳領域では顔面神経の知覚神経節である膝神経節に潜伏感染した VZV の再活性化により，外耳道皮膚病変が発症する数日前から耳部の神経痛様疼痛や知覚異常が出現し，次いで外耳道の発赤・腫脹，水疱形成を生じる．急性期の疼痛は神経周囲や血管内皮への VZV の感染により，神経や皮膚・皮下組織の激しい炎症を起こして発生するものである．そのため，外耳道の炎症性疾患との関連で注意しなければいけないのは，発症初期に発赤や水疱がみられない時期から耳介周囲や耳の奥からの頑固な耳痛（刺すような痛み）を訴えることが多い点である[9]．

通常はその後，痂疲を形成して治癒する．時には顔面神経麻痺やめまい・難聴を伴う．Ramsay Hunt 症候群に進展する場合がある．

通常，耳帯状疱疹の診断は臨床的に行う．ウイルス関与を疑う場合は，血液のウイルス抗体価の測定推移や，小水疱から擦過検体を採取して直接蛍光抗体法またはウイルス培養を行うことがある．

2）治　療

耳内病変に対しては局所療法を行う．水疱が破れた後にびらんを生じ，同部に細菌感染を生じることがあるので，外耳道の清掃や抗菌薬の点耳療法を行う．また，水疱形成から痂疲形成までの期間，アラセナ-A 軟膏3%®（ビダラビン）などの抗ヘルペス外用薬を外耳道に塗布する場合がある．Ramsay Hunt 症候群に進展する場合は抗ウイルス薬を全身投与する必要がある．

5．難治性の耳漏の場合に疑うべき疾患

難治性の耳漏を伴う外耳道炎の場合は，中耳病変の関与も疑う必要がある．外耳道病変の他に鼓膜周囲，中耳腔の炎症性疾患にも留意する．注意すべき疾患についてその概要を以下に記載する．

1）中耳結核

中耳結核の臨床症状や臨床所見は近年，従来の典型的な症状・所見から変遷してきており，時に診断と治療が遅れることがある．難治性の耳漏に遭遇した場合，中耳結核も常に念頭に置き診療にあたることが早期診断につながる．耳内所見としては鼓膜から外耳道にかけての蒼白な肉芽やフィブリン様の苔が特徴とされ，チーズ状のべったりとした吸引困難な白苔や，米のとぎ汁様耳漏と表現されることもある[10]．

各種検査法を組み合わせて繰り返し施行することが必要であり，それらの結果を総合的に判断し，確定診断を得ることが重要である．

2）ANCA 関連血管炎性中耳炎（otitis media with ANCA─associated vasculitis：OMAAV）

ANCA 関連血管炎は抗好中球細胞質抗体陽性を特徴とする全身の細血管炎である．近年，中耳炎初発の ANCA 関連血管炎の報告が増加してきた．従来の診断基準では中耳炎のみで他の臓器障害が出現しない場合は，血液検査での抗体もしくは病理組織検査が陽性でないと確定診断ができなかった．そこで，ANCA 関連血管炎性中耳炎（OMAAV）と命名され，診断基準が改訂された．

これにより臨床経過が該当し，かつ鑑別診断となる他の疾患が除外できれば診断可能となり，治療が遅れて高度難聴が残存したり，生命予後にかかわる重篤な合併症を続発する症例に対してより早期に介入することが可能になった．

OMAAVを疑うべき臨床経過は，抗菌薬または鼓膜換気チューブ留置が奏効しない中耳炎で，骨導聴力閾値が進行性に上昇する場合である．難聴以外にも50％で耳鳴を，34％で耳痛を認めており，また約30％で前庭障害によるめまいも認める．約80％は難治性中耳炎で発症していたが，一部では感音難聴や鼻症状や肺症状が先行する場合もある．

OMAAVの鼓膜所見は滲出性中耳炎型が47％，肉芽性中耳炎型が43％，鼓膜所見に異常を認めない正常型が10％である．外耳道後壁の腫脹を認めることがあり，鼓膜輪が不明瞭となる．いずれの所見も炎症が高度な中耳炎では認めるものではあるが，通常の成人滲出性中耳炎でみられる所見ではない．鼓膜所見単独でOMAAVを診断する必要はないが，特徴的な鼓膜所見を知っていると早期診断，再発発見の一助となる[11]．

3）好酸球性中耳炎

好酸球が中耳の粘膜に浸潤し，ニカワ状の滲出液が貯留し，伝音難聴や耳閉感，耳鳴などが生じる．発症すると難治性で，成人発症型の気管支喘息に合併して発症することが多いが，時には好酸球性副鼻腔炎から発症する．難治性の耳漏で膠状の耳漏を鼓膜付近から生じている場合は本疾患の発症を疑う．

好酸球性中耳炎の診断には中耳貯留液からの好酸球の検出が必須である．この疾患を診断するためには，その疾患を念頭に置いて疑い，積極的に耳漏検査を行うことが必要である．耳漏は非常に粘稠性であるので，鉗子による採取が有用であり，耳漏内の好酸球の存在は病理検査で確認する[12]．

おわりに

外耳道炎症性疾患に対する一般的な対応と，難治性の場合に注意すべき疾患について記載した．通常の診断と治療は比較的容易であるが，局所処置と薬剤の選択は重要である．

難治性の症例の中には特殊な炎症性疾患もあるので，外耳道ばかりではなく，鼓膜周辺の病変にも注意し，耳漏がある場合はその発症部位の検索も行い，あらゆる疾患の可能性を常に念頭に置いて対応する必要がある．

文　献

1) 朴沢孝治：外耳道の臨床解剖と皮膚の特性．JOHNS, **14**：1035-1038, 1998.
2) 江上徹也：外耳道疾患への対応．浦野正美（編）：20-34, ENT臨床フロンティア　耳鼻咽喉科の外来処置・外来小手術．中山書店, 2012.
3) 鈴木賢二：検出菌からみた点耳薬．MB ENT, **132**：7-14, 2011.
4) 寺山吉彦，滝沢昌彦，後藤田裕之ほか：難治性の外耳道および中耳の化膿性炎に対するブロー液の使用経験．日耳鼻会報, **106**：28-33, 2003.
5) 高野幹久，上田千秋，田川茉希ほか：我が国および欧米におけるブロー氏液(酢酸アルミニウム溶液)の処方に関する比較検討と提言．医療薬学, **31**：749-754, 2005.
   Summary　ブロー液の組成や調製法は各国の薬局方間で異なっており，従来の方法では調剤に4日必要であったが，新しい調剤法では2時間半で調製が可能になった．
6) 兵　行義：外耳道真菌症の診断と治療．日耳鼻会報, **122**：796-798, 2019.
7) 山崎博司，内藤　泰，篠原尚吾ほか：悪性外耳道炎．MB ENT, **159**：38-45, 2013.
   Summary　本疾患は，かつては高齢の糖尿病患者に多くみられたが，最近は後天性免疫不全症候群や白血病，慢性腎不全などの疾患の割合が増加している．
8) 小島博己：悪性外耳道炎の取り扱い．日耳鼻会報, **116**：832-833, 2013.
   Summary　手術の適応については手術侵襲で起炎菌をより深層まで播種して病巣をかえって拡大する可能性も指摘されており慎重に行った

ほうがよい.

9) 浦野正美：耳痛（耳が痛い）. 堀井　新ほか（編）：2-7, 見逃してはいけない耳・鼻・のどの危険なサイン. 中山書店, 2016.

10) 山本和央, 小島博己：中耳結核. 耳喉頭頸, **80**：614-618, 2014.
Summary 耳内所見としては鼓膜から外耳道にかけての蒼白な肉芽やフィブリン様の苔が特徴.

11) 森田由香：ANCA関連血管炎性中耳炎（OMAAV）の診断と治療. 日耳鼻会報, **121**：704-705, 2018.

12) 松谷幸子：好酸球性中耳炎. 耳展, **44**：10-15, 2001.
Summary 成人発症型の喘息・アスピリン喘息と鼻茸を合併する患者の中にニカワ状の耳漏と中耳の肉芽形成を特徴とする難治の中耳炎を起こすことがある.

MB ENT, 284：9-15, 2023

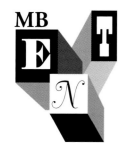

◆特集・みみを診る―鑑別診断のポイントと治療戦略―

外耳道の腫瘍性疾患

松田圭二*

Abstract 外耳道の腫瘍性疾患は，悪性腫瘍，良性腫瘍，真珠腫，炎症など多岐にわたる．耳漏，出血，疼痛，肉芽形成は，日常診療でよくみられる症候であり，視診による観察，症状による判別では良悪性の鑑別は困難なことが多い[1]．良性疾患として漫然と外来治療を続けた結果，悪性疾患との診断に至るまでに時間を要することがある．これは，そもそも聴器悪性腫瘍が非常に稀で，症状も良性疾患に比べ特異的なものがないというのが背景にある．難治性の外耳道疾患に遭遇した場合，実地医家は，悪性疾患を疑う目をもたなければならない．CT での外耳道骨破壊所見は特異的ではないものの悪性を疑わせる所見であり，生検を躊躇してはいけない．本報告では良性腫瘍，外耳道外骨腫，外耳道真珠腫，medial meatal fibrosis（MMF），悪性腫瘍を含めた外耳道腫瘍性疾患の鑑別と診断確定法を実地医家の立場から解説した．

Key words 外耳道良性腫瘍（benign tumor of external auditory canal），外耳道外骨腫（exostoses of external auditory canal），外耳道真珠腫（cholesteatoma of external auditory canal），外耳道深部線維性閉鎖症（medial meatal fibrosis），外耳道悪性腫瘍（malignant tumor of external auditory canal）

良性腫瘍

後天性の外耳道原発良性腫瘍をまとめた報告例は多くない．村岡らの報告[1]では，アテローム（粉瘤），色素性母斑，乳頭腫，線維腫，骨腫，尋常性疣贅，皮様嚢腫，汗器官腫瘍など多種類の腫瘍がみられた．太田ら[2]も，骨腫，血管腫，乳頭腫，多型腺腫，耳垢腺腫，線維腫，神経鞘腫とやはり多種類の組織型を報告している．診断治療の原則は，外科的な切除であり，診断と治療を兼ねて切除端にマージンをつけての切除生検が勧められる．切除の場所，大きさによっては瘢痕収縮による外耳道狭窄が起こることがある．そのような場合，有茎皮弁を使って狭窄を予防することが大切である[3]．

外耳道外骨腫

外耳道外骨腫は，経験豊富なウォータースポーツ愛好家，職業ダイバー，サウナ愛好家などの外耳道に発生する（図 1-a）．この疾患の本態は，外耳道への反復冷水刺激による骨増殖と考えられている．サーファーに好発するのは，冷水刺激頻度，時間が群を抜いて高いためで，サーファーズイヤーとはこの疾患を指す．当初は無症状だが，外骨腫の増大に伴い耳に入った水が抜けにくいなどの症状が徐々に増えてくる．狭くなった外耳道が，炎症や耳垢で閉鎖すると突然伝音難聴が起こる．耳鼻咽喉科を受診する症状のある患者では，すでに鼓膜の観察ができないほど狭窄していることは珍しくない．

* Matsuda Keiji，〒 880-0837 宮崎県宮崎市村角町折口 355-3　まつだ耳鼻咽喉科　宮崎サージクリニック，院長

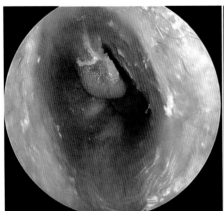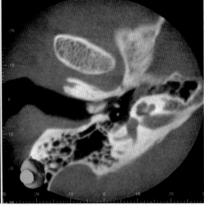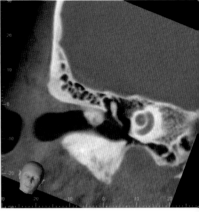

図 1. 外耳道外骨腫(右)の耳所見, CT

a：外耳道所見. 上壁, 後壁に外骨腫による隆起がみられる
b：CT(軸位), c：CT(前額断)前壁には有茎性, 後壁には広基性の外骨腫を認める

a|b|c

CTでは, 骨部外耳道最深部に外骨腫を認める. 前壁, 後壁に発育することが多い(図1-b, c). 稀ではあるが, 鑑別疾患として真の骨腫瘍(外耳道骨腫)が鼓膜輪の骨化中心に発生した場合には同じ所見を呈することがある. 一方, 側頭骨の線維性骨異形成症で外耳道狭窄をきたすことがあり, 鑑別にはサーフィン歴の聴取やCT画像が必要である. 線維性骨異形成症では, CTで側頭骨に広くすりガラス用陰影を認める.

Nakanishiら[4]は, 373人のサーフィン競技者の調査を行い, 実際にサーフィンをしていた年数, 水に入る頻度と外骨腫の重症度(狭窄率)とは, 密接な関係があることを報告した. Surfing index (サーフィン経験年数×週ごとの回数)が20を越えると手術が必要な程の外骨腫になる確率が高くなる. たとえば, 週に2回サーフィンに通う生活を10年続ければそうなる. 外骨腫の大きさに左右差がある症例もよく経験する. これは, 左右どちらの足を前にしてサーフボードに乗るかで, 水が入りやすい耳が決まることによる. 左足が前の場合(レギュラースタンス)では右耳, 右足が前の場合(グーフィースタンス)では左耳に外骨腫が早く発育しやすい傾向にある. 外骨腫発生を抑制するには冷水を外耳道に入れないための耳栓が有効である. 使い勝手が悪いため普及していなかったが, 最近, 水は通さず音の聞こえる耳栓も発売されており予防効果が期待される.

外骨腫があっても狭窄が軽度で症状に乏しい段階での手術適応はない. 外耳道狭窄による外耳炎の反復, 狭い外耳道の隙間に耳垢が塞栓し伝音難聴を呈する場合などには, 外科的切除の適応を考慮する. 以前は耳後切開による外骨腫切除術が行われていたが, 現在は耳内切開による外耳道皮膚温存手術が主流である. その際, 両手操作を可能にする固定鼻鏡が欠かせない(図2-a). 外骨腫だけを切除し外耳道皮膚をなるべく広範囲に温存するために, 皮膚切開の入れ方や骨切除方法など様々な工夫がなされている. 筆者は, 外骨腫の隙間からキシロカインボスミン液を外耳道に満たしイオントフォレーゼ麻酔の後に局麻薬を浸潤, 耳内切開による方法で, 完全な無痛日帰り手術を行っている. 外骨腫の基部, 本体に鼓膜切開刀などを使ってT字切開を入れ(図2-b), 皮膚剥離後, 骨をノミで切除する方法を取っており, 骨切除にバーは使用していない.

外耳道真珠腫

後天性に外耳道最深部に表皮角化物が堆積し, 骨部外耳道の形態変化を伴う病態で原因はいまだに不明である. 発症年齢は若年層に皆無ではないものの, 60歳以上の壮年期以降に好発する. 若年層の外耳道真珠腫と壮年層のそれでは, 発症原因が異なる可能性がある. 高齢患者では骨粗鬆症治療薬ビスホスホネート製剤の長期使用による副作用として骨部外耳道壊死が生じることが報告されており[5], 服薬状況を確認すべきである.

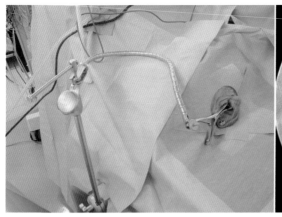
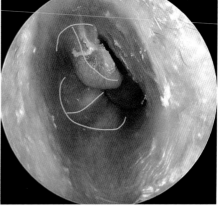

a|b

図 2. 耳内アプローチによる外骨腫手術

a：固定鼻鏡．手術用顕微鏡を使用

b：基部．本体に T 字切開，皮膚を剝離後，外骨腫をノミで切除する

表 1. 臨床所見に基づく外耳道真珠腫の進展度分類

Stage Ⅰ	上皮の欠損を認めないもの
Stage Ⅱ	上皮のびらん・骨面露出を認めるもの
Stage Ⅲ	骨びらん・腐骨を認めるもの
Stage Ⅳa	隣接構造物の破壊を伴うもの(乳突蜂巣，顎関節，鼓膜，鼓室)
Stage Ⅳb	顔面神経・骨迷路・頭蓋底の破壊を伴うもの

（文献 6 より転載）

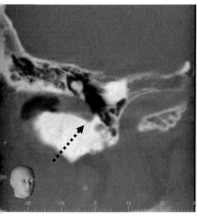
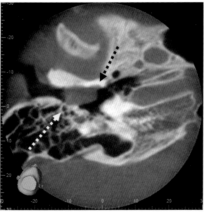
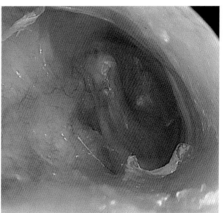

|b|c

図 3. Stage Ⅱ外耳道真珠腫

a：前額断 CT，b：軸位断 CT．硬い耳垢の奥に骨破壊(→)を認める．隣接構造物の破壊はない

c：同症例の耳垢除去後の外耳道鼓膜写真．骨びらんを認めるものの腐骨はない

　奥田ら[6]は，耳鏡所見ならびに CT 所見に基づいて外耳道真珠腫の進展度分類を提唱している（表 1）．この分類では，保存的療法と手術適応との境界線を示すことが意図されている．奥田らの Stage Ⅱに相当する典型的な臨床像は，耳垢栓塞を除去する際，骨部外耳道最深部にデブリが貯留しており，除去すると骨露出，骨部外耳道の拡大を認めるものである（図 3-a, b）．この病期では，定期的な清掃で進行を止めることができる．堆積上皮に感染を伴うと耳漏，肉芽が充満し骨破壊が進行する．デブリの下に骨びらん，腐骨による骨部外耳道の拡大がみられれば Stage Ⅲで，手術適応となる症例が出てくる．この病期でも，定期的な清掃，処置により病変の進行を停止することができれば手術を回避できる．しかし，耳漏が停止しない場合や骨破壊が進行する例では手術が考慮

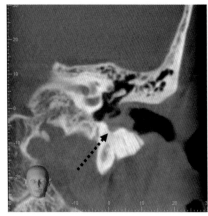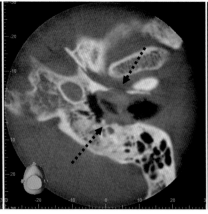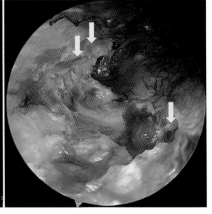

図 4. Stage Ⅳa 外耳道真珠腫　　　　　　　　a|b|c

a：前額断 CT：骨破壊（→）を認める
b：軸位断 CT．隣接する顎関節，乳突蜂巣の破壊がみられる（→）
c：同症例の耳垢除去後の外耳道鼓膜写真．骨破壊，腐骨，肉芽を認める.
　乳突蜂巣の露出（➡），顎関節の露出（二重➡）部分を示す

される．さらに，進行し周辺構造物（乳突蜂巣，顎関節，鼓膜，鼓室）の破壊が起こったものが Stage Ⅳa（図4），顔面神経麻痺，骨迷路，頭蓋底の破壊を伴うものが Stage Ⅳb に相当する．Stage Ⅳ症例では，後述する外耳道扁平上皮癌との鑑別が必要である．

耳垢を軟化させる薬剤の前処置によっても硬く容易に除去できない耳垢栓塞，外耳道に耳漏，肉芽が充満して鼓膜の観察が不能な症例など，外耳道真珠腫と初診時から診断できない表現型がある．必要に応じてCTを撮影し外耳道拡大の程度，周辺構造物破壊程度を確認し，真珠腫性中耳炎や腫瘍と鑑別する．個人的な印象であるが，このような症例は，寝たきりの老人などにみられ，セルフケアの欠如，コロナ禍での受診機会の減少が病態の重症化を招いている．外耳道の肉芽・耳漏が，たとえ感受性はあっても抗菌薬内服や点耳だけで消退することは少ない．10倍希釈イソジンを耳浴，丁寧に局所のデブリを吸引除去し，ステロイド加抗菌薬軟膏（クロマイP軟膏など）を付けた小ガーゼを外耳道に数日留置する処置が著効する．

medial meatal fibrosis
（MMF，外耳道深部線維性閉鎖症）

鼓膜固有層から外側に向かって線維性組織の増殖を主体とした閉塞が進行する本疾患は，病名として medial meatal fibrosis（以下，MMF）が定着しつつあるが，和名については外耳道深部線維性閉鎖症，炎症性後天性外耳道閉鎖症，炎症性瘢痕性外耳道狭窄など統一されていない．MMF は，外耳道・鼓膜に炎症を繰り返すことで，鼓膜・外耳道の肥厚が進み中心性狭窄をきたした状態で，鼓室形成術の後遺症として生じる場合や習慣的な耳かきによる炎症の遷延が原因となる場合などが報告されている．成因による分類では，術後性，炎症性，外傷性に分類されるが，前2者が圧倒的に多い．

後藤ら[7]の報告では，炎症性 MMF は，慢性中耳炎または慢性外耳道炎の既往を有するものが大半で，習慣的に耳掃除する習慣と深くかかわっており，女性に多い傾向にあった．また，術後性の先行術式は，乳突非削開鼓室形成術，外耳道後壁保存型鼓室形成術が多く，平均1.6回（1～5回）の手術既往があった．肥厚の程度による grade 分類を表2に示す．診断は，大抵の場合，鼓膜所見とCT にて可能である．しかし，耳漏を伴う症例などで次項の外耳道悪性腫瘍との鑑別のために生検，MRI 検査が必要になる場合がある（図5）.

MMF で伝音難聴が強い場合には手術が適応になる．術後一過性に聴力が改善しても，時間経過とともに再発する例があり，後藤は10％前後としている．手術法の要点は，① pseudo-annulus を

表 2. MMF の鼓膜肥厚の程度による grade 分類

grade 1	膜性の鼓膜構造が部分的に保たれているもの
grade 2	全周性の肥厚となる肥厚部外側端が骨部外耳道の半分を超えないもの
grade 3	肥厚部外側端が骨部外耳道の半分を超えるもの
grade 4	全周性の肥厚が骨部外耳道を超えて軟骨部外耳道まで達するもの

（文献 7 より引用，表作成）

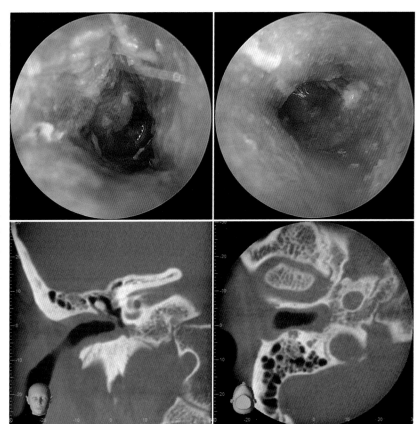

図 5.
medial meatal fibrosis（MMF），
外耳道癌の鑑別が必要な症例
　a：右外耳道鼓膜，b：左外
　　耳道鼓膜．外耳道鼓膜の発
　　赤・肥厚による外耳道の狭
　　窄，耳漏がみられる
　c：前額断 CT，d：軸位断
　　CT．外耳道鼓膜の肥厚に
　　加え，乳突蜂巣の軟部陰影
　　（中耳炎）を認める．明らか
　　な骨破壊はないものの，癌
　　が否定できない．MRI によ
　　る外耳道肥厚部，乳突蜂巣
　　の軟部陰影の質的診断に
　　加え生検が必要になる

含む骨部外耳道隆起部を十分にドリリングにて削除し最深部骨部外耳道を真の annulus の直上レベルで広げること．② らせん状皮膚切開により上方有茎外耳道皮膚弁を作成し耳小骨を含む鼓膜面に移植すること．③ 骨面が露出した外耳道前下壁には，耳後部から採取した分層皮弁を置く．この際，皮弁が鼓膜面から骨部外耳道にまたがらないように置くこと．③ の遊離皮弁の代わりに耳後部有茎頭蓋骨膜弁[8]を使用すると上皮化までの時間が短縮でき再浅在化も少ない．

外耳道および中耳原発の悪性腫瘍

外耳道および中耳原発の悪性腫瘍は稀で，発生率は人口 100 万人当たり 1 年に 1 人程度と報告されている．組織型としては，腺様嚢胞癌，粘表皮癌，紡錘細胞癌，転移性腫瘍などの報告もあるが[2]，なかでももっとも多いのは扁平上皮癌である．

外耳道および中耳原発の扁平上皮癌の初期臨床症状は，難治性耳漏，出血，耳痛，難聴で，進行すると顔面神経麻痺，前庭症状，下位脳神経症状などを呈するようになる．耳漏などの症状は，慢性中耳炎，慢性外耳道炎などの良性疾患でも普通にみられる症状で特異的ではない．実際，慢性穿孔性中耳炎や慢性外耳道炎などの診断で長期に外来治療を受けていた症例も少なくない．外耳道に腫瘍らしい腫瘤や顔面神経麻痺がみられない段階で，外耳道悪性腫瘍を的確に診断するのはとても難しい．難治性のびらん，腫瘤性病変に対しては，生検を躊躇してはいけない．

表 3. modified Pittsburgh classification
　　　（外耳道扁平上皮癌）

T1	Tumour limited to the EAC without bony erosion or evidence of soft tissue involvement
T2	Tumour with limited EAC bone erosion(not full thickness)or limited(<0.5cm)soft tissue involvement
T3	Tumour eroding the osseous EAC(full thickness)with limited(<0.5cm)soft tissue involvement, or tumour involving the middle ear and/or mastoid
T4	Tumour eroding the cochlea, petrous apex, medial wall of the middle ear, carotid canal, jugular foramen, or dura or with extensive soft tissue involvement(>0.5cm), such as involvement of TMJ or styloid process or evidence of facial paresis

（文献 9 より引用）

画像診断には，CT と MRI の両方の情報が必要である．CT 画像における骨破壊像は，悪性腫瘍を示唆する所見であるが，真珠腫や炎症性肉芽などの良性疾患でもみられ，悪性腫瘍に特異的な所見ではない．MRI は，CT 上の軟部陰影の質的診断，進展範囲の把握に欠かせない検査である．T1 強調画像における信号の消失と造影検査での信号増強が悪性腫瘍の典型的な所見である．良性疾患（乳突洞炎，中耳内貯留液，真珠腫など）では，T2 強調画像，拡散強調画像で強信号を示し，悪性疾患との鑑別に役立つ．CT で中耳腔，乳突洞，耳管への陰影を認めた場合，MRI 検査で中耳に隣接して腫瘤性病変がある場合には，中耳への進展と診断できる[10]．また，顔面神経に沿って信号増強する所見も観察される．positron emission tomography（PET）-CT の役割については十分評価されていないが，疾患サーベイランス，転移リンパ節や遠隔転移の検出については有用である．ただし PET では，炎症性病変と悪性病変を区別することができず，外耳道悪性腫瘍の進展範囲を決めるだけの空間分解能に欠ける．

現在，世界共通に受け入れられた病期分類はないものの，もっとも汎用されている分類が Pittsburgh classification（Arriaga による元分類を Moody らが一部変更したもの）である[9]（表 3）．

小宗ら[10]は，九州大学における側頭骨扁平上皮癌 103 例に対する治療成績を報告している．この報告によると，基本的に T1-T2 の早期癌に対しては側頭骨外側切除術を適応した．T3 症例のう

ち鼓室内進展例に対しては側頭骨亜全摘を適応し，それ以外には側頭骨外側切除術を適応した．局所の進展方向とリンパ節転移の有無により，症例ごとに切除範囲（耳下腺合併切除，顎関節合併切除，頸部郭清術）を検討している．T4 症例に対しては，深部進展例に関しては側頭骨亜全摘を適応し，耳下腺全摘術および頸部郭清術の併用を基本とした．ステージ別の疾患特異的生存率は，T1 で 92％，T2 で 87％，T3 で 87％，T4 で 37％であり T4 症例のみ有意に生存率が低かった．また，断端陰性切除ができた症例の予後は比較的良好であった．

前述したように，クリニックに来院する難治性耳漏，中耳炎患者の中から外耳道扁平上皮癌を初期の段階（T1-T2）で発見することは容易ではない．しかも，実地医家が一生のうちにその患者に遭遇する機会は皆無である可能性も高い．それでも頭の片隅に置いて日常臨床に望むことが，早期発見につながるものと考える．

文　献

1) 村岡道徳，兵頭哲裕，若見暁樹など：耳介・外耳道良性腫瘍 116 例の検討．耳鼻臨床，**88**(5)：591-595, 1995.

2) 太田有美，森鼻哲生，花田有紀子など：外耳道腫瘍性病変 61 例の検討―診断について―．Otol Jpn，**25**(5)：771-776, 2015.

3) 大上研二，関谷　透，下郡博明：外耳道腫瘍の 3 症例．耳喉頭頸，**60**：73-77, 1989.

4) Nakanishi H, Tono T, Kawano H：Incidence of external auditory canal exostoses in competitive surfers in Japan. Otolaryngol Head Neck Surg，**145**(1)：80-85, 2011.
Summary サーフィン大会参加者 373 人の調査で，surfing index（サーフィン活動年数×週ごとの回数）が 20 以上で重度の外骨腫になる確率が有意に高いことを示した．

5) Thorsteinsson AL, Vestergaard P, Eiken P：External auditory canal and middle ear cholesteatoma and osteonecrosis in bisphosphonate-treated osteoporosis patients：a Danish national register-based cohort study and literature review. Osteoporos Int，**25**(7)：1937-1944, 2014.

Summary ビスホスホネート内服による外耳道壊死についてデンマークで行われたコホート研究.

6) 奥田　匠，長井慎成，中西　悠など：臨床所見に基づいた外耳道真珠腫の進展度分類案. Otol Jpn, **24**(3)：175-180, 2014.
Summary 外耳道真珠腫を耳鏡所見，CT所見に基づいて分類し，保存的治療と手術治療の境界線を示した.

7) 後藤隆史，東野哲也：Medial meatal fibrosis（外耳道深部線維性閉鎖症）に対する手術術式と術後成績. 臨床報告2020. 聴力改善への挑戦―手術と聴覚管理の融合―（第121回日本耳鼻咽喉科学会学術講演会）：69-73, 2020

Summary 宮崎大学で手術を行った31例のmedial meatal fibrosis についての臨床統計.

8) 河野浩万：浅在鼓膜に対する有茎耳後部頭蓋骨膜弁を用いた手術治療. Otol Jpn, **26**(5)：644-649, 2016.

9) Moody SA, Hirsch BE, Myers EN：Squamous cell carcinoma of the external auditory canal：an evaluation of a staging system. Am J Otol, **2000**：582-588, 2000.

10) 小宗徳孝，中川尚志：側頭骨扁平上皮癌の治療成績：103症例の検討. 頭頸部癌, **46**(1)：11-17, 2020.
Summary 九州大学病院で治療が行われた側頭骨扁平上皮癌103例の臨床統計.

MB ENT, 284：16-20, 2023

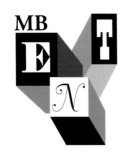

◆特集・みみを診る─鑑別診断のポイントと治療戦略─
急性中耳炎の鑑別診断

林　達哉*

Abstract　急性中耳炎(acute otitis media：AOM)は耳痛を主訴に来院することが多いが，耳痛があっても AOM とは限らない．また，AOM は乳幼児の代表的な発熱疾患であるが，発熱があって耳をよく触るからといって AOM とは限らない．さらには，AOM は中耳腔に貯留した膿汁によって混濁した鼓膜を呈するが，中耳貯留液が存在しても抗菌薬が必要で有効な AOM とは限らない．

　AOM と他の疾患を鑑別することが重要なのは，誤った診断に基づき，あるいは診断がつかないまま不要な抗菌薬を投与することは，薬剤耐性(antimicrobial resistance：AMR)対策の観点からも避けなければならないからである．鑑別には鼓膜所見の評価が不可欠である．ガイドラインを参考に AOM かどうか，AOM であっても抗菌薬が必要な重症度かどうかを鑑別することが AMR 対策の鍵となる．

Key words　急性中耳炎(acute otitis media：AOM)，鑑別診断(differential diagnosis)，抗菌薬(antimicrobial agents)，診療ガイドライン(clinical practice guidelines)，薬剤耐性(antimicrobial resistance：AMR)

急性中耳炎(AOM)と他の疾患を鑑別する意義

　AOM と他の疾患を鑑別することが重要なのは，適切な治療が異なる可能性があるからである．誤った診断に基づき，あるいは診断がつかないまま不要な抗菌薬を投与することは，薬剤耐性(antimicrobial resistance：AMR)対策の観点からも避けなければならない[1]．

　AOM は耳痛を主訴に来院することが多いが，耳痛があっても AOM とは限らない．また，AOM は乳幼児の代表的な発熱疾患であるが，発熱があって耳をよく触るからといって AOM とは限らない．さらには，AOM は中耳腔に貯留した膿汁によって混濁した鼓膜を呈する．しかし，混濁した鼓膜から中耳貯留液の存在が疑われた場合でも，抗菌薬投与が不要で無効な滲出性中耳炎(otitis media with effusion：OME)との鑑別が必要な

のは当然である．AOM と診断された場合でさえ，重症度を適切に評価しないと，不要な抗菌薬投与により患者に不利益を与えかねない．

　抗菌薬を必要とする AOM を鑑別する目を養い，不要な抗菌薬処方を避ける習慣を身につけることが重要である．

耳痛を訴える疾患

　AOM を疑う症状に，耳痛と発熱がある．乳幼児の場合は耳痛を訴えることが難しいため，不機嫌，啼泣，耳を触る動作から耳痛の存在を類推することになる．発熱をきたす疾患は実に多岐にわたるため，ここでは耳痛を主訴に来院する可能性のある疾患に着目する．

　表1に耳痛を主訴に来院する可能性のある代表的な疾患を示す．中耳に病変を有しない疾患は基本的には鼓膜所見は正常である．したがって，鑑

＊　Hayashi Tatsuya, 〒078-8510 北海道旭川市緑が丘東2条1-1-1　旭川医科大学病院手術部，手術部長/
耳鼻咽喉科・頭頸部外科

表 1. 耳痛を訴える代表的な疾患

滲出性中耳炎は通常耳痛を訴えないが，稀に鼓室内の陰圧に由来すると思われる症状を
耳痛として訴える場合がある．AOM と他疾患との鑑別は鼓膜所見から始まる

	鼓膜所見	耳介・外耳道所見
中耳の疾患		
急性中耳炎	異常	正常（鼓膜近傍で発赤を認めることはある）
（滲出性中耳炎）	異常	正常
慢性中耳炎急性増悪	異常	正常
外耳の疾患		
急性外耳道炎	正常	異常
耳癤	正常	異常
耳介丹毒	正常	異常
耳介帯状疱疹	正常	異常
再発性多発性軟骨炎	正常	異常
重篤な疾患		
急性乳様突起炎	異常	異常（耳介聳立）
頭蓋底骨髄炎（悪性外耳道炎）	異常（症例による）	異常
耳以外の疾患		
顎関節症	正常	正常
茎状突起過長症	正常	正常
咽喉頭の疾患（放散痛）	正常	正常

別には鼓膜の観察が欠かせない．診察の過程で耳介や外耳道の観察が行われるため，外耳の疾患による耳痛も比較的容易に鑑別することができる．

　耳以外に耳痛の原因がある疾患があることに注意が必要である．中耳炎ではない，しかも外耳にも異常がない場合，それを説明しても患者の悩みは解決しない．痛みの原因を探り，適切な対応につなげる姿勢が求められる．以下に代表的な疾患を取り上げる．

1．顎関節症

　鼓膜にも外耳道にも異常を認めないが，耳痛を訴えて来院することの多い代表的な疾患である．口の開け閉めで痛みが増強することが多く，外耳道入口部の前方，顎関節の位置に圧痛を伴う．関節面を図1のように触診し，開口・閉口にて関節面に明らかな痛みを認めることにより診断は比較的容易である[2)3)]．多くは軽症で，比較的短期間の消炎鎮痛薬の投与で症状は軽快する．関節運動に制限を認めたり，異常音が聞かれる場合には歯科受診が必要と考える．

2．茎状突起過長症（Eagle 症候群）

　茎状突起と舌骨をつなぐ茎状舌骨靱帯が骨化し，周囲組織を刺激した結果，発症すると考えられている．頸部痛や咽頭痛，時に耳痛を主訴に来

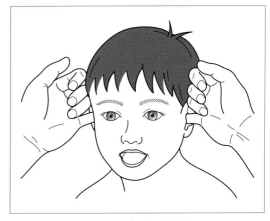

図 1. 顎関節の触診
小指の指腹を前方側に向けて外耳道に挿入し，口を開閉してもらう．指腹に触れる顎関節の耳痛側に関節運動で増強する圧痛を確認することができる．可動性の左右差を触知できることもある

院する．典型例では扁桃窩に骨様硬の構造物を触知する．単純 CT 像にて茎状突起の過長が明らかであり，鎮痛薬にて疼痛コントロールが難しい場合は，手術を検討する．脳神経外科領域では内頸動脈解離から脳梗塞をきたす原因として茎状突起過長症が知られており，耳鼻咽喉科でも適切な対応が求められる．

3．丹毒と耳癤

　それぞれの原因菌が異なり，抗菌薬を使用する

場合はその選択が異なることに注意する必要がある．丹毒は顔面の真皮の細菌感染により発赤を伴う硬い皮膚腫脹として観察される．圧痛が強く，時に耳介皮膚を侵す．A群β溶血性レンサ球菌（GAS，*Streptococcus pyogenes*）を原因菌とすることが多いため，アモキシシリン（AMPC）などのペニシリン系抗菌薬が第一選択となる．一方，耳癤は外耳道に生じた毛嚢炎であり，時に切開排膿を要する．原因菌として黄色ブドウ球菌（*Staphylococcus aureus*）が多く，セファレキシン（CEX）など第1世代セファロスポリンが第一選択となる．

抗菌薬の必要性をめぐる鑑別

耳痛を訴え，鼓膜に発赤を認めれば抗菌薬を処方すべきだろうか．発赤は急性炎症を疑う所見の一つだが，その炎症は鼓膜にとどまるかもしれない．発赤の原因が抗菌薬を必要とする細菌感染かどうかを見極める必要もある．乳児が診察に抵抗し顔を真赤にして啼泣する時，鼓膜が発赤するのも稀ではない．

抗菌薬を必要とするAOMと診断するには，①中耳に炎症があり，②その炎症が細菌感染に由来，③抗菌薬使用による患者の利益（benefit）が副作用や耐性菌増加などの望ましくない結果（risk・harm）を上回る必要がある．抗菌薬使用の適否をこの観点から考える時，ヒトの自然治癒力を考慮に入れることを忘れてはならない．自然治癒力が期待できるような軽症例は，抗菌薬投与から得られるbenefitは相対的に小さいと判断される．

ガイドラインでは，risk（harm）＆benefitを評価しそれに対応するための具体的方法として，a)中耳貯留液の存在を確認すること，b)明らかな鼓膜膨隆あるいは中耳由来の耳漏を確認すること，c)軽症例には抗菌薬を投与しないことを推奨している[4)5)]．a)については，少なくとも抗菌薬投与によるbenefitが大きい炎症が中耳に存在するなら，貯留液が存在しないことはないだろうという根拠に基づく．ただし，RSウイルスなどのウイルス性AOMも中耳貯留液を伴うことから，抗菌薬を投

与するにはさらに②や③の条件が必要である．b)については，膨隆や耳漏を認めるAOMで細菌感染，しかも自然治癒の部分を差し引いても抗菌薬投与から得られるbenefitが大きい細菌感染である確率が高いとのエビデンスに基づく．b)は①～③までのすべての条件を満たす根拠となり得るため，もっとも重要な条件といえる．c)については逆に，膨隆や耳漏を認めない軽症例では自然治癒する確率が高く（ウイルス性である可能性も含む），抗菌薬内服によるrisk（harm）を考慮すれば，抗菌薬を投与しないbenefitが大きいという考えに基づいている．

小児急性中耳炎診療ガイドライン[4)]の年齢，症状，所見スコアによる重症度分類（表2）をみると，鼓膜膨隆と耳漏が重視されていることがわかる．また，2歳未満では抗菌薬投与を必要とし，抗菌薬投与のbenefitがrisk（harm）を上回るAOMが多いことから，2歳未満には自動的に3点を与える仕組みを採用していることがわかる．2004年版の米国のガイドライン[6)]では，鼓膜所見が明らかでない場合でも抗菌薬処方が推奨されていた．その結果，不必要な抗菌薬投与が増加したという背景から，2013年版[5)]では鼓膜所見を重視する本邦のガイドラインと同様のコンセプトが取り入れられた．とりわけ鼓膜膨隆と中耳からの耳漏を抗菌薬投与の条件とするなど，構造は異なるが基本的な仕組みは本邦のガイドラインに類似する．

滲出性中耳炎（OME）との
鑑別診断の呪縛から逃れる

OMEとAOMとの鑑別は難しいことが少なくない．OMEの成立には耳管機能，乳突蜂巣機能，炎症など複数の因子が関与する[5)7)]．AOM後の治癒過程で中耳貯留液が遷延している場合，その時点で診察すればOMEである．また，OMEとしてフォロー中に，上気道感染を契機にAOMを発症することは，特に低年齢小児では珍しいことではない．一度きりの診察で，それがどのような背景をもつOMEなのか言い当てることは難しいのが

表 2. 小児急性中耳炎の重症度診断

中等症以上には抗菌薬の投与が推奨される. 中等症と診断するためには，鼓膜膨隆と耳漏を伴う所見が大きく寄与する. 2歳未満も抗菌薬投与による benefit が大きいため高いスコアが割り当てられている

項目	スコア		
年齢（24か月未満）	3		
耳痛	0 （なし）	1 （痛みあり）	2 （持続性の高度疼痛）
体温	0 （37.5℃未満）	1 （37.5〜38.5℃）	2 （38.5℃以上）
啼泣・不機嫌	0 （なし）	1 （あり）	
鼓膜発赤	0 （なし）	2 （鼓膜の一部）	4 （鼓膜全体）
鼓膜膨隆	0 （なし）	4 （部分的）	8 （鼓膜全体）
耳漏	0 （なし）	4 （鼓膜観察可）	8 （鼓膜観察不可）

軽症：5点以下　中等症：6〜11点　重症：12点以上

（文献4より）

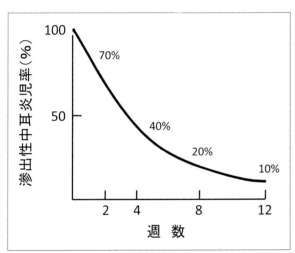

図 2. AOM 発症後の中耳貯留液の経過

徐々に中耳貯留液を伴う児の数が減少する. AOM 後の OME は3か月以内に90％が自然治癒することを示す

（文献8より）

普通である. OME と AOM は重なる部分が多く，一つの疾患カテゴリーの中の異なるフェーズをみている場合も少なくないと考えられる.

OME に対して鼓膜換気チューブ留置を考える場合，3か月貯留液が消退しないことを確認する必要があるのは，AOM 後の自然治癒の可能性を排除するためである[7]（図2[8]）. 同様に AOM 治療の視点から考えると，抗菌薬を投与すべきかど

かを判別することが重要なのであって，ある一時点の鼓膜所見から将来チューブ留置を要する慢性の OME なのか，自然治癒が期待できる AOM の治癒過程なのかを判断することは必ずしも臨床的な鑑別の初期目標にはならない. AOM か OME かの鑑別の呪縛から逃れ，鼓膜の膨隆，耳漏，年齢などを参考に抗菌薬投与の必要性の鑑別に注力することは，AMR 対策の視点からも，患者 benefit の観点からも合理的な鑑別目標となる.

文　献

1）厚生労働省健康局結核感染症課：抗微生物薬適正使用の手引き 第二版, 2019. https://www.mhlw.go.jp/content/10900000/000573655.pdf
Summary 薬剤耐性（AOM）対策実践のための手引き. 第二版から小児急性中耳炎が新たに加わり，本邦のガイドラインの方針が参照されている.

2）Marshall KG, Attia EL：耳疾患の理学的検査. 親納義晴（訳）：37-38, 外来でよくみる耳疾患. 南江堂, 1986.

3）林　達哉：耳痛，めまい. 田原卓浩ほか（編）：小児科臨床ピクシス 29. 発熱の診かたと対応. 中山書店, 2011.
Summary 耳痛，めまいを呈する小児の病態を実臨床に即した形で概説した.

4）日本耳科学会，日本小児耳鼻咽喉科学会，日本

耳鼻咽喉科感染症・エアロゾル学会(編)：小児急性中耳炎診療ガイドライン2018年版. 金原出版, 2018.

Summary 年齢, 症状, 鼓膜所見のスコア合計点で決まる重症度により, 抗菌薬投与の可否を決定するアルゴリズムが採用されている. 低年齢と鼓膜膨隆, 耳漏に高いスコアが与えられている.

5) Lieberthal AS, Carroll AE, Chonmaitree T, et al：The diagnosis and management of acute otitis media. Pediatrics, **131**：e964-e999, 2013.

Summary 鼓膜所見が曖昧な症例にも抗菌薬処方が推奨された2004年版の反省に基づき, 鼓膜所見を重視し抗菌薬投与の可否を決定する方法を採用した. 構造は異なるが鼓膜所見を重視する姿勢は本邦のガイドラインと共通.

6) American Academy of Pediatrics Subcommittee on Management of Acute Otitis Media：Diagnosis and management of acute otitis media. Pediatrics, **113**：1451-1465, 2004.

7) 日本耳科学会, 日本小児耳鼻咽喉科学会(編)：小児滲出性中耳炎診療ガイドライン2022年版. 金原出版, 2022.

8) Bluestone CD, Klein JO：Epidemilology：73-99, Otitis media in infants and children 4th edition. BC Decker, 2007.

MB ENT, 284：21-29, 2023

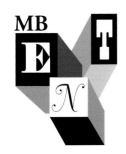

◆特集・みみを診る─鑑別診断のポイントと治療戦略─

中耳の慢性炎症性疾患

吉田尚弘*

Abstract 中耳の慢性炎症を引き起こす原因は，① 外傷：外傷性鼓膜穿孔，② 耳管機能不全：atelectatic eardrum（鼓膜アテレクターシス），癒着性中耳炎，滲出性中耳炎，③ 血管炎：ANCA 関連血管炎性中耳炎，④ 好酸球性炎症：好酸球性中耳炎，⑤ 上皮の中耳腔への進展，迷入：真珠腫（弛緩部型，緊張部型，先天性，二次性など），⑥ 鼓膜穿孔と感染：慢性穿孔性中耳炎，真菌症，⑦ 中耳腔炎症による残遺症：鼓室硬化症，など多岐にわたる．それらの疾患を鑑別し発症機序，病態に応じた中耳の炎症に対する適切な治療を行っていくことが重要である．

Key words 鼓膜アテレクターシス（atelectatic eardrum），癒着性中耳炎（adhesive otitis media），コレステリン肉芽腫（cholesterol granuloma），好酸球性中耳炎（eosinophilic otitis media），ANCA 関連血管炎性中耳炎（otitis media with ANCA-associated vasculitis：OMAAV）

はじめに

中耳の慢性炎症性疾患は難聴（伝音，混合性），耳漏，耳痛などの症状を生じる．それらの疾患は鼓膜穿孔，陥凹の有無から分類することができる（図 1）．

本稿では中耳の慢性炎症性疾患の中で特に，atelectatic eardrum，癒着性中耳炎，コレステリン肉芽腫，好酸球性中耳炎，ANCA 関連血管炎性中耳炎について発症機序，症状，鑑別，治療の留意点を述べる．

atelectatic eardrum（鼓膜アテレクターシス）

atelectatic eardrum は，鼓膜が菲薄化し，高度に陥凹して耳小骨や鼓室岬角へ接着しているが癒着していない，すなわちバルサルバ操作，通気，鼓膜換気チューブ留置術などで鼓膜が浮き上がる状態である．

1．atelectatic eardrum の発症機序と進展度分類

atelectatic eardrum は滲出性中耳炎，耳管機能不全の長期にわたる中耳の炎症の後遺症であると考えられている．Sade らは，鼓膜が正常の位置よりも鼓室岬角に向かって内陥している状態を atelectatic eardrum と呼び，その発生機序は換気不十分な中耳の炎症性産物が鼓膜の中間層の膠原線維構造を破壊し配列が乱されるため，鼓膜が陥凹を引き起こすと説明している[1]．

atelectatic eardrum を鼓膜の陥凹の程度と真珠腫形成などからいくつかの分類が提案されている．

Sade と Berco は，atelectatic eardrum を

Garde Ⅰ：わずかに陥凹

Grade Ⅱ：キヌタ骨へ高度に陥凹

Grade Ⅲ：鼓室岬角とキヌタ骨へ高度に陥凹

Grade Ⅳ：癒着性中耳炎（鼓室岬角および／またはキヌタ骨への癒着）

---

* Yoshida Naohiro, 〒 330-8503 埼玉県さいたま市大宮区天沼町 1-847　自治医科大学附属さいたま医療センター耳鼻咽喉・頭頸部外科，教授

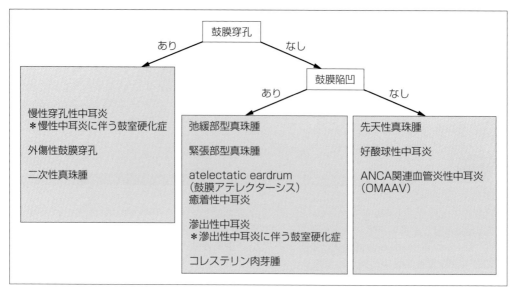

図 1. 中耳の慢性炎症性疾患

に分類した．さらに，atelectatic eardrum 61 耳の検討から，28%でステージⅣである鼓室岬角に癒着していたと報告している[1]．

Borgstein らは，小児における atelectatic eardrum を

Stage Ⅰ：鼓膜の萎縮

Stage Ⅱ：鼓室岬角に接着

Stage Ⅲ：キヌタ骨／アブミ骨に接着

Stage Ⅳ：上鼓室に向かって深い陥凹形成

Stage Ⅴ：上鼓室陥凹の真珠腫形成

とする分類を提案した[2]．

atelectatic eardrum は進行が停止，もしくは改善する症例が多いが，中には癒着性中耳炎（緊張部型真珠腫 Stage Ⅰa）に移行，さらには緊張部型真珠腫（Stage Ⅰb 以降）に進展する症例も認められ注意が必要である[1,2]．

2．atelectatic eardrum の診断と治療

鼓膜が，岬角，耳小骨などに接着しているか癒着した状態かを鑑別することは，治療方針を決定する際に重要である．鑑別する方法には以下の方法がある．

1）気密耳鏡による鼓膜の可動性の観察

気密耳鏡には Siegel 耳鏡と Bruenings 拡大耳鏡がある．顕微鏡下に Siegel 耳鏡を用いると，外耳道を加圧・陰圧することにより鼓膜・ツチ骨柄の可動性，加圧時に鼓膜に接してくる構造物，貯留液などの有無，岬角や耳小骨との癒着の有無を観察しやすい．

2）通気，バルサルバ法

通気，バルサルバ法により鼓膜の膨隆（bulging）の有無が観察できる．

3）鼓膜穿刺・切開，鼓膜換気チューブ留置の効果

4）ティンパノメトリー

中耳の貯留液のない接着性の場合には Ad 型，Cd 型を示す．

治療は，まず鼓膜換気チューブ留置を行う．聴力は中耳貯留液が認められなければ正常範囲内であることが多い．鼓膜の菲薄化があり前上象限，前下象限にスペースがない場合には subannular tube の方法があるが長期間は留置されにくい点がある（図2）[3]．

癒着性中耳炎

癒着性中耳炎は，鼓膜が陥凹し中耳腔の内側壁と組織学的に不可逆的に癒着した状態で atelectatic eardrum がさらに進行した状態と考えられている．

日本耳科学会中耳真珠腫進展度分類 2015 改訂案では，

Stage Ⅰ：真珠腫が上鼓室に限局する．陥凹部の性状により次の状態が区別できる

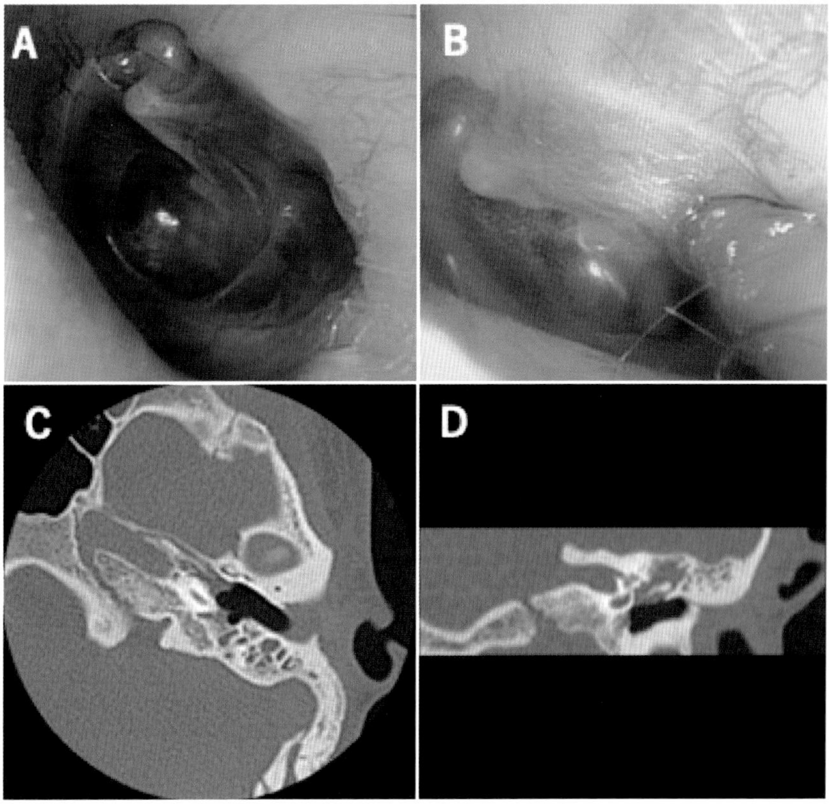

図 2.
atelectatic eardrum（11歳，男児）

A：初診時鼓膜所見. 中耳貯留液と鼓膜の陥凹を認める

B：subannular tube 留置後. 鼓膜所見の改善，中耳貯留液の消失を認める

C，D：初診時 CT 所見. 乳突洞の発育不良，軟部組織陰影，鼓膜の陥凹，中耳腔の軟部組織陰影を認める

Ⅰa：陥凹部上皮の自浄作用が保たれた状態. 臨床的には上鼓室陥凹として取り扱われる

Ⅰb：陥凹内に keratin debris が蓄積する状態

と分類しており，癒着性中耳炎は緊張部型真珠腫 Stage Ⅰa に該当し，鼓膜の自浄作用は保たれている状態である[4]. 緊張部型真珠腫 Stage Ⅰa を癒着性中耳炎，緊張部型真珠腫 Stage Ⅰb 以降を緊張部型真珠腫と表記することが多い.

1. 癒着性中耳炎の診断

診断には以下の検査が有用である.

1）鼓膜所見

atelectatic eardrum との鑑別で述べた顕微鏡下の気密耳鏡（Siegel 耳鏡）を用いた鼓膜，耳小骨の可動性の観察は有用である.

2）標準純音聴力検査

多くの場合伝音難聴であるが，時に骨導閾値の上昇もみられる. 耳小骨連鎖が正常で，中耳貯留液がない例では意外に聴力低下をきたしにくい. いったん緊張部型真珠腫へ進行すると，その自浄作用はなくなり，keratin debris の蓄積，アブミ骨上部構造の破壊などにより聴力低下が顕著となる.

3）側頭骨 CT 検査

緊張部型真珠腫へ進展していないか，乳突腔，鼓室，耳管の含気を確認する.

4）耳管機能検査

耳管狭窄が著明，耳管閉塞がある例では側頭筋膜，骨膜などの軟組織での鼓膜再建では再癒着を生じ中耳腔を形成できないことがあるので軟骨などの使用を検討する判断材料となる. 耳管開放症傾向があり鼻すすりロックにて耳の違和感を抑えていることがある. 鼻すすり癖をなるべくしないように指導する.

2. 癒着性中耳炎の治療

癒着が軽度で中耳貯留液がなく平均聴力が30 dB 以内の場合では，自己通気しながら注意深く経過観察を行う. また，アレルギー性鼻炎合併例では鼻の治療も行う. 小児では特に乳突洞の低発育例では，癒着性中耳炎から真珠腫性中耳炎へ進行しやすいことに留意する[5]. 癒着部位が広くない場合には鼓膜換気チューブ留置を行うが，鼓膜が菲薄し短期間に脱落することも多い. キヌター・アブミ骨関節から鼓室洞に進展し，耳漏や肉芽を

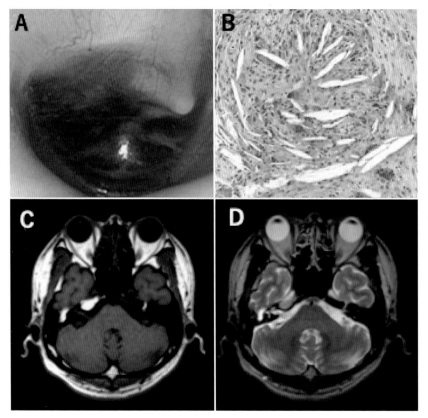

図 3.
コレステリン肉芽腫(56 歳,
男性)

A:初診時鼓膜所見. blue
ear drum を呈している

B:中耳肉芽組織像. 炎症
細胞浸潤と血管新生, 線
維化, コレステリン結晶
の沈着および異物反応
を認める

C:MRI T1 強調像. high
intensity

D:MRI T2 強調像. high
intensity

生じている場合には鼓室形成術を検討する. 手術
の際には鼓室に癒着した鼓膜を丁寧に剝離し遺残
しないように注意する.

一方, 癒着性中耳炎の鼓室形成術は, 術後に鼓
膜の再陥凹や再癒着をきたしやすいことがあり,
シリコン板を留置して 2 期的手術とする方法, ま
た耳介や耳珠軟骨を用いた鼓膜再建を行う場合も
ある. 軟骨鼓膜再建を用いた鼓室形成術の良好な
聴力成績も報告されている[6)7)]. アブミ骨底周囲の
清掃の徹底とその周囲の含気の改善が重要であ
り, 癒着鼓膜, 鼓室岬角部の上皮を外耳道皮膚か
ら連続して挙上して両者の粘膜の温存に努め, 清
掃されたアブミ骨にやや高めにコルメラと外耳道
後壁を軟骨で再建することにより, その後の再癒
着の防止と聴力改善が期待できるとの報告もあ
る[8)].

コレステリン肉芽腫

中耳コレステリン肉芽腫は 1894 年に Manasse
により初めて報告されている[9)]. コレステリン肉
芽腫は, 陰圧化された非換気腔へ血液を漏出し,

血漿成分が血漿化してコレステリン結晶となりそ
のコレステリン結晶に対する異物反応により肉芽
腫の形成をきたす. 中耳病変に伴う鼓膜所見は暗
赤褐色(blue ear drum)を呈する. コレステリン
肉芽腫症例の鼓膜, 側頭骨 MRI, 組織所見を示す
(図 3).

1. コレステリン肉芽腫の発症機序

発症様式により, 中耳換気不全の原因が他に認
められない原発性コレステリン肉芽腫と中耳換気
ルートを他の疾患, 術後瘢痕などにより閉塞され
たためにより生じる続発性コレステリン肉芽腫が
ある.

中耳病変に伴う鼓膜所見は暗赤褐色(blue ear
drum)を示し, 難聴を呈する. 中耳貯留液の細胞
診では, 古い血球背景に, ヘモジデリンを貪食す
る組織球やコレステリン結晶を認める. 病理組織
では, 炎症細胞浸潤と血管新生, 線維化, コレス
テリン結晶の沈着および異物反応を認める(図 3-
B).

2. コレステリン肉芽腫の診断と治療

診断には, 鼓膜所見とともに CT, MRI 検査が

必要である．MRI 検査では，T1：high，T2：high，造影効果がみられない．鑑別すべき疾患として，高位頸静脈球症，グロームス腫瘍があるが CT 所見での骨破壊の有無などの解剖学的所見，MRI 検査でのグロームス腫瘍が T1：low，T2：high となる信号強度の違いで鑑別される．

治療は，続発性のコレステリン肉芽腫では原因となる病変の除去により中耳，乳突洞への換気ルートを作成する．原発性コレステリン肉芽腫では，保存的治療と手術治療がある．保存的治療では，まず鼓膜換気チューブ留置を行う．これに加えて副腎皮質ステロイドの全身投与の有効性が報告されている[10]．保存的治療に抵抗例，内耳障害，顔面神経麻痺などを生じている例では手術適応となる．病巣の除去と乳突洞から中耳・耳管への十分な換気ルート（ドレナージルート）を作成する．乳突洞は，骨パテで充填する方法，あるいは側頭筋膜，骨膜フラップを乳突洞に充填する方法がある．

好酸球性中耳炎（EOM）

EOM は中耳貯留液，粘膜に好酸球浸潤を伴う慢性炎症を認める中耳炎で，1993 年の松谷らの症例報告に始まる[11)12]．

2003 年に全国疫学調査結果が報告された[13]．病理組織像にて好酸球浸潤を確認した確実例 341 例と臨床像から診断された疑い例 446 例が報告され，骨導閾値の上昇，聾に至った症例が 6%，また副鼻腔炎の合併が 74% に起きることが報告された．EOM study group から，2005 年 138 例の症例を詳細に検討した診断基準案を提案，2011 年 EOM の診断基準が発表された[14]．

1．EOM の発症機序

EOM は，気管支喘息，好酸球性副鼻腔炎の発症後に生じてくることが多い．機能的・解剖学的解析により，耳管開放症患者は EOM を発症しやすい[15)16]．

EOM は好酸球性副鼻腔炎と同様，Type 2 炎症によるアレルギー炎症，好酸球 ETosis（Eosinophil ETosis；EETosis）が発症機序に関与してい

ると考えられている．EETosis は活性酸素に依存し，細胞膜や核膜の崩壊，フォスファチジルセリンを表出しないどの点で NETosis に類似しているが，形状の保たれた顆粒が細胞外にそのまま放出される点で異なっている[17]．

ペリオスチンは IL-4 および／または IL-13 に応答して線維芽細胞から分泌される細胞外マトリックスタンパク質であり，好酸球性炎症のマーカーとして知られている[18]．EOM 患者から採取した中耳切片の基底膜や細胞外マトリックスにペリオスチンの免疫反応性が観察され[19]，中耳粘膜のペリオスチン発現は EOM の粘膜肥厚の程度と相関している[20]．

2．EOM の症状と治療

EOM は，鼓膜，中耳の所見から ① 滲出性中耳炎型，② 慢性穿孔性中耳炎・肉芽型に大きく分類される．滲出性中耳炎型では，鼓膜所見は黄色を呈し，ニカワ状の中耳貯留液を認める．慢性穿孔性中耳炎・肉芽型では，自壊，鼓膜切開，鼓膜換気チューブ留置などが穿孔の原因となる（図 4）．炎症が高度となると中耳粘膜肥厚が外耳道へ進展する．

粘膜肥厚が進行するにしたがって，伝音難聴から混合性難聴，感音難聴へと進行する．粘膜肥厚とともに，気導，骨導閾値ともに上昇する傾向がみられるため，炎症をコントロールして中耳粘膜の肥厚を進行させないことが重要である[21]．

EOM の治療は，① 好酸球性炎症の制御，② 細菌感染に対する対応が必要である．もっとも効果的な薬剤は副腎皮質ステロイドであり，鼓室内投与および全身投与される．しかし，副腎皮質ステロイドの長期全身投与は，その総投与量と関係して骨粗鬆症，糖尿病，その他の合併症の発現が問題となるため，気管支喘息の治療指針と同様に EOM においてもなるべく局所投与することにより加療することを目標とする．

治療は，粘稠なニカワ状の貯留液の除去と，トリアムシノロンアセトニドのような副腎皮質ステロイドの鼓室内投与を基本として，聴力悪化時に

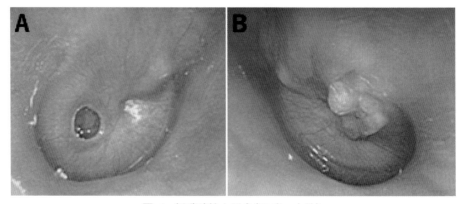

図 4. 好酸球性中耳炎（45 歳，女性）
A：右耳鼓膜所見．鼓膜穿孔と中耳粘膜の肥厚を認める
B：左耳鼓膜所見．中耳肉芽の鼓膜穿孔から外耳道への突出を認める

は副腎皮質ステロイドの全身投与や抗菌薬による感染のコントロールがなされるが，治療抵抗性で聾に至る症例もある．

副腎皮質ステロイドの鼓室内投与には，トリアムシノロンアセトニド（ケナコルト®），デキサメタゾン（デカドロン®），ベタメタゾン（リンデロン®）などが用いられる．ケナコルト®は他剤よりも効果の持続性がある．約 3 か月に 1 回程度穿刺針による耳管鼓室口方向への薬物投与を行うことで長期的に鼓膜穿孔が生じず良好な中耳腔の状態が維持されることが多い[22]．粘稠なニカワ状の中耳貯留液が貯留している場合は，鼓膜切開後ニカワ状の中耳貯留液を除去した後に耳管鼓室口に向かって副腎皮質ステロイドを鼓室内投与する．

高度な中耳の肉芽増生，骨導閾値の進行がみられるときには，副腎皮質ステロイドの鼓室内投与に加えて内服治療（0.5～1 mg/kg 程度）を行う．

近年，抗 IgE 抗体（オマリズマブ），抗 IL-5 抗体（メポリズマブ），IL-5 受容体を標的とする抗体（ベンラリズマブ），IL-4 受容体に結合する組み換えヒト抗体（デュピルマブ）など多くの生物製剤が気管支喘息，蕁麻疹，好酸球性副鼻腔炎などアレルギー疾患治療に使用されている．現在，EOM に対するそれら生物学的製剤の保険適用はない．EOM を合併した気管支喘息や好酸球性副鼻腔炎の治療に用いられていた際の好酸球性中耳炎への効果をみると，IL-4 受容体抗体（デュピルマブ）の効果は高い傾向がある[23]．耳鼻咽喉科で処方できる薬剤であるが，重症度に応じた治療法の選択枝

となり得る可能性がある．

感染により耳痛や耳漏が生じた場合は，感受性の高い抗菌薬を投与する必要がある．感染（特に緑膿菌，Methicillin-resistant *Staphylococcus aureus*：MRSA など），また肥満は好酸球性中耳炎の重症化，骨導閾値の上昇に関連するので注意する[22]．

粘膜肥厚が中等度以上で耳漏，肉芽のコントロールが難しい症例では気管支喘息の重症度や治療状況と相関しているため，炎症の遷延と感染による感音難聴の進行を防ぐためには，呼吸器内科医と連携して気管支喘息のコントロールも行うことが必要である[24]．

ANCA 関連血管炎性中耳炎（OMAAV）

ANCA 関連血管炎は小血管（細小動静脈，毛細血管）の血管壁破壊を伴う壊死性血管炎で多発血管炎性肉芽腫症（GPA），顕微鏡的多発血管炎（MPA），好酸球性多発血管炎性肉芽腫症（EGPA）に大別される[25]．GPA，MPA，EGPA いずれの診断基準も全身症状の把握，発症が重要であり，耳に症状が限局している場合（耳限局型）には病理組織診断での特徴的な所見がないと確定診断までに至らないことが多い．

OMAAV は，ANCA 関連血管炎が原因と考えられる中耳炎を包括的にとらえた疾患概念である．本疾患は，GPA，MPA，EGPA の診断基準に該当する中耳炎症例とそれらには該当しないが ANCA 関連血管炎によると考えられる中耳炎を

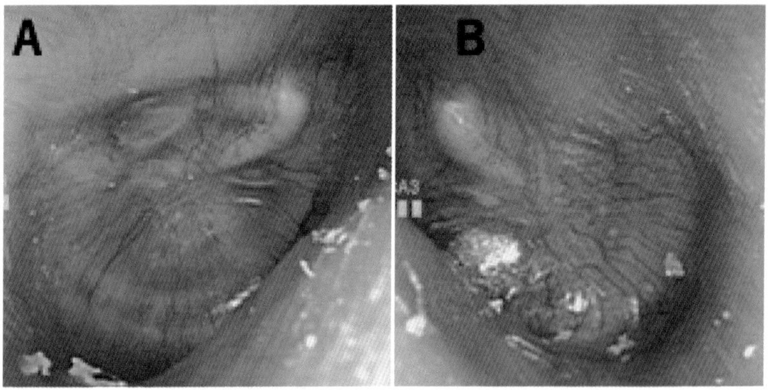

図 5.
ANCA 関連血管炎性中耳炎(68歳, 女性)
　A：右耳鼓膜所見
　B：左耳鼓膜所見. 中耳貯留液, 鼓膜の血管怒張を認める

含んでいる. 日本耳科学会では 2013 年から OMAAV に関する全国調査を進め, 集積された 297 例の検討の結果を検討した. その結果, 解析から, ANCA 関連血管炎性中耳炎診断基準 2015 が提案され[26]~[28], 2016 年に「ANCA 関連血管炎性中耳炎(OMAAV)診療の手引き」が発刊されている[29].

1. OMAAV の発症機序

ANCA 関連血管炎の発症には好中球細胞外トラップ(NETs)が関与している. 本疾患ではミエロペルオキシダーゼ(MPO)などを抗原とした病原性自己抗体 ANCA が好中球に作用して過剰な NETs と血管内皮傷害を誘導し壊死性血管炎を引き起こすと考えられている[30]. OMAAV の中耳貯留液中の MPO-DNA complex 測定による診断への有用性も報告されている[31].

2. OMAAV の診断と治療

抗菌薬または鼓膜換気チューブが奏効せず, あるいは1, 2か月といった比較的急激に進行する骨導閾値の上昇が特徴的である. また, 顔面神経麻痺や肥厚性硬膜炎の合併が多い. 鼓膜・中耳所見から, 肉芽型(otitis media with granulation：OMG 型), 中耳貯留液型(otitis media with effusion：OME 型)に大きく分類され, PR3-ANCA 陽性例では, OMG 型が OME 型より多く, MPO-ANCA 陽性例では OME 型が多い. OME 型では滲出性中耳炎として治療されていることがあるが, 滲出性中耳炎の鼓膜所見と比して鼓膜血管の怒張がみられる(図5).

治療は, 寛解導入, 維持, 再燃時の治療に分けられるが, 副腎皮質ステロイド単独よりも免疫抑制薬併用のほうが聴力予後のよいことから, 全身状態がよければ併用されるが, さらにセカンドライン, 代替治療としてのリツキシマブの効果が認められている[32]. 早期に副腎皮質ステロイドと免疫抑制薬の治療を開始すると聴力は回復しやすいが, 一度聾となると聴力は回復しない[29].

最近では, アバコパンが GPA, MPA の保険適用となり, 副腎皮質ステロイドを主とした治療に代わる治療薬として注目されている.

参考文献

1) Sade J, Berco E：Ateletasis and secretory otitis media. Ann Otol Rhinol Laryngol, **5**(2, Suppl 25 Pt2)：66-72, 1976.

2) Borgstein J, Gerritsma TV, Wieringa MH, et al：The Erasmus atelectasis classification：proposal of a new classification for atelectasis of the middle ear. Laryngoscope, **117**：1255-1259, 2007.

3) 民井　智, 新鍋晶浩, 金沢弘美ほか：病的内陥鼓膜に対する Subannular tube の有用性. 小児耳, **39**：24-30, 2018.

4) 東野哲也, 橋本　省, 阪上雅史ほか：中耳真珠腫進展度分類 2015 改訂案. Otol Jpn, **25**(5)：845-850, 2015.

5) Yoshida S, Seki S, Sugiyama T, et al：Comparative study on adhesive otitis media and pars tensa cholesteatoma in children. Auris Nasus Larynx, **49**(5)：790-796, 2022.
　Summary 小児の癒着性中耳炎の真珠腫に進展する因子について検討した論文. アレルギー性鼻炎治療の重要性, 乳突洞の発育不良などが真珠腫に進展する危険因子となると結論している.

6) Larem A, Haidar H, Abdulkarim H, et al：Tympanoplasty in adhesive otitis media：A

descriptive study. Laryngoscope, **126**：2804-2810, 2016.

7）市村恵一，石川浩太郎，中村謙一ほか：癒着性中耳炎に対する cartilage palisade tympanoplasty の経験. 日耳鼻会報,**112**：474-479, 2009.

8）松原　彩，高木　明，木谷芳晴：癒着性中耳炎に対する鼓室形成術59例についての検討. Otol Jpn,**32**：59-66, 2022.

9）Manasse P：Uber granulationsgeschwulste mit frem-dkorperriesenzellen. Virchows Arch,**136**：245, 1894.

10）高橋晴雄，本庄　巌，倉田響介ほか：中耳コレステリン肉芽腫の新しい治療. 耳鼻臨床,**88**：863-866, 1995.

11）Tomioka S, Yuasa R, Iino Y：Intractable otitis media in cases with bronchial asthma：1833-186, In Proceedings of the 2nd Extraordinary International Symposium on Recent Advances in Otitis Media Kugler Publications, Amsterdam/New York, 1993.

12）松谷幸子，小林俊光，髙坂知節：気管支喘息患者の難治性中耳炎. 耳喉頭頸,**67**：712-713, 1995.

13）鈴木秀明，松谷幸子，川瀬哲明ほか：好酸球性中耳炎全国疫学調査. Otol Jpn,**14**(2)：112-117, 2004.

14）Iino Y, Tomioka-Matsutani S, Matsubara A, et al：Diagnostic criteria of eosinophilic otitis media, a newly recognized middle ear disease. Auris Nasus Larynx,**38**：456-461, 2011.

15）Iino Y, Kakizaki K, Saruya S, et al：Eustachian tube function in patients with eosinophilic otitis media associated with bronchial asthma evaluated by sonotubometry. Arch Otolaryngol Head Neck Surg,**132**：1109-1114, 2006.

16）Ohira S, Komori M, Matsui H, et al：Anatomical Features Around Eustachian Tube in Eosinophilic Otitis Media With Eosinophilic Sinusitis. Laryngoscope,**131**(10)：E2689-E2695, 2021.

17）植木重治，竹田正秀：管腔内好酸球増多をきたす疾患と ETosis. アレルギー,**68**：1126-1131, 2019.

18）Izuhara K, Arima K, Ohta S, et al：Periostin in allergic inflammation. Allergol Int,**63**：143-151, 2014.

19）Nishizawa H, Matsubara A, Nakagawa T, et al：The role of periostin in eosinophilic otitis media. Acta Otolaryngol,**132**(8)：838-844, 2012.

20）Esu Y, Masuda M, Yoshida N：Periostin in middle ear mucosa according to eosinophilic otitis media severity：Middle ear pathology-based treatment. Auris Nasus Larynx,**47**(4)：527-535, 2020.

21）Esu Y, Iino Y, Masuda M, et al：Proposal of a Treatment Strategy for Eosinophilic Otitis Media Based on Middle Ear Condition. Otol Neurotol,**39**(8)：e671-e678, 2018.

22）Masuda M, Esu Y, Iino Y, et al：Risk factors for bacterial infection to cause sensorineural hearing loss in eosinophilic otitis media. Auris Nasus Larynx,**48**(2)：207-213, 2021.

23）Iino Y, Sekine Y, Yoshida S, et al：Dupilumab therapy for patients with refractory eosinophilic otitis media associated with bronchial asthma. Auris Nasus Larynx,**48**(3)：353-360, 2021.

24）Seo Y, Nonaka M, Yamamura Y, et al：Optimal control of asthma improved eosinophilic otitis media. Asia Pac Allergy,**8**(1)：e5, 2018.

25）Jennette J, Falk R, Bacon P, et al：2012 Revised International Chapel Hill Conference Nomenclature of Vasculitides. Arthritis Rheum,**65**：1-11, 2013.

26）原渕保明，岸部　幹，立山香織ほか：ANCA 関連血管炎性中耳炎(OMAAV)の診断と治療を考える. Otol Jpn,**25**：183-207, 2015.

27）吉田尚弘，原渕保明，岸部　幹ほか：ANCA 関連血管炎性中耳炎(Otitis media with ANCA-associated vasculitis：OMAAV)診断基準 2015 とその解説. Otol Jpn,**26**：37-39, 2016.

28）Harabuchi Y, Kishibe K, Tateyama K, et al：Clinical features and treatment outcomes of otitis media with antineutrophil cytoplasmic antibody(ANCA)-associated vasculitis(OMAAV)：A retrospective analysis of 235 patients from a nationwide survey in Japan. Mod Rheumatol,**27**：87-94, 2017.

29）日本耳科学会(編)：ANCA 関連血管炎性中耳炎(OMAAV)診療の手引き. 金原出版, 2016.

Summary 日本耳科学会で行われた ANCA 関連血管炎性中耳炎全国調査の結果をもとに作成された診断基準案，診断法，臨床像，治療法についてまとめられた診療の手引き.

30) Nakazawa D, Masuda S, Tomaru U, et al：Pathogenesis and therapeutic interventions for ANCA-associated vasculitis. Nat Rev Rheumatol, **15**(2)：91-101, 2019.

31) Morita S, Nakamaru Y, Nakazawa D, et al：The Diagnostic and clinical utility of the myeloperoxidase-DNA complex as a bio-marker in otitis media with antineutrophil cytoplasmic antibody-associated vasculitis. Otol Neurotol, **40**(2)：e99-e106, 2019.

32) Okada M, Suemori K, Takagi D, et al：The treatment outcomes of rituximab for intractable otitis media with ANCA-associated vasculitis. Auris Nasus Larynx, **46**：38-42, 2019.

Monthly Book
エントーニ

ENT○NI No.276

最新増大号

MB ENTONI No.276　2022年10月　増大号
192頁　定価5,280円（本体4,800円＋税）

耳鼻咽喉科頭頸部外科
見逃してはいけないこの疾患

編集企画　金沢大学教授　吉崎智一

見逃してはならないポイント、見逃さないための必要な知識・適切な判断など、経験豊富な執筆陣により症例を提示しながら解説。実際の外来で患者を目の前にした耳鼻咽喉科医が的確な診療を行うための必携の特集号。

☆ CONTENTS ☆

←詳しくはこちらを check！

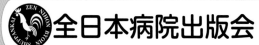
全日本病院出版会
〒113-0033 東京都文京区本郷 3-16-4　Tel：03-5689-5989
www.zenniti.com　　　　　　　　　　　　Fax：03-5689-8030

MB ENT, 284 : 31-40, 2023

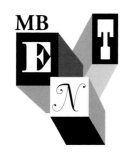

◆特集・みみを診る─鑑別診断のポイントと治療戦略─
側頭頭蓋底疾患

須納瀬　弘*

Abstract　耳鼻咽喉科の日常診療の中で側頭骨・頭蓋底の疾患に遭遇する機会は多くはない．しかし，頭蓋底の中央部に位置する側頭骨は多くの脳神経と血管が出入りする重要な部位を占めており，適切な診断と治療がなされなければ QOL の低下や深刻な合併症につながりかねない．本稿では早期診断が肝要な頭蓋底骨髄炎，外来での不用意な処置が髄膜炎を起こす可能性がある髄液漏関連疾患，鼓膜所見からは診断がつきにくいコレステリン肉芽腫と錐体部真珠腫，中耳腫瘍として頻度が高く，進行させると手術が非常に難しくなるグロムス腫瘍に焦点を当て，症状と診断のポイント，治療の流れについて記載する．

Key words　頭蓋底骨髄炎(skull base osteomyelitis)，耳性髄液漏(otoliquorrhea)，髄膜瘤(meningocele)，髄膜脳瘤(meningoencephalocele)，コレステリン肉芽腫(cholesterol granuloma)，錐体部真珠腫(petrous bone cholesteatoma)，グロムス腫瘍(paraganglioma)

頭蓋底骨髄炎

1．疾患の概要

　頭蓋底骨髄炎は側頭骨下面に沿った感染が周囲軟組織と頭蓋底骨髄に拡がり，ときに神経・脈管を障害する疾患で，10〜20％と高い死亡率が報告されている致死的疾患である．多くは長期の外耳道搔破歴を有し，外耳道の感染が頭蓋底に波及，高齢糖尿病患者に多いが血糖コントロール不良例や免疫不全の若年者にも発症する．起炎菌は緑膿菌が最多だが，MRSA などのブドウ球菌やクレブシエラ，真菌のこともある．

2．症状と所見

　初期には外耳炎や耳癤として治療され，治療に一過性に反応したのちに再燃，経過が遷延する．強い自発痛が特徴的で，耳周囲の広い範囲が痛み，頭痛を訴える．典型例は外耳道後下壁の肉芽から膿汁分泌を認め，しばしば外耳道直下の乳様突起前方を押すと膿汁が圧出される．慢性中耳炎や外耳道真珠腫が併存することもあり，また外耳道に所見がなく頭蓋底の炎症に始まる例も報告されており[1]，注意が必要である．頭蓋底を貫通する脳神経と脈管の障害は予後不良因子とされ，顔面神経麻痺が最多だが舌咽・迷走・副神経やさらに深部の舌下神経などが障害されると嚥下障害や声帯麻痺，構音障害を起こす．内頸動脈の炎症が広範な脳梗塞を起こす場合もある．

3．診断と鑑別疾患

　外耳炎類似の症状のため疑わなければ診断に至りにくい．高齢・糖尿病・下壁の肉芽・多量の耳漏・頭痛・再燃・緑膿菌がキーワードである．白血球数やCRPの上昇が軽微な例は多く，血液データを根拠に重篤な炎症の存在を否定すると診断を誤ることになる．血沈は病勢を反映し，治療効果と抗菌薬投与終了時期判定の指標となり得る．外耳道下壁の肉芽周囲から多量の耳漏を呈する患者に強い耳周囲痛や耳痛があれば，画像診断に進むべきである．

* Sunose Hiroshi，〒123-8558 東京都足立区江北4-33-1　東京女子医科大学附属足立医療センター耳鼻咽喉科，教授

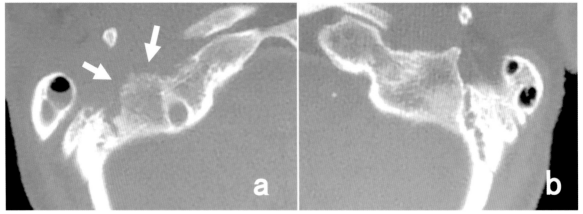

図 1. 右側頭蓋底骨髄炎 CT
右外耳道直下(a)では対側(b)と比較して頭蓋底表面の緻密骨が消失しているのがわかる(矢印)

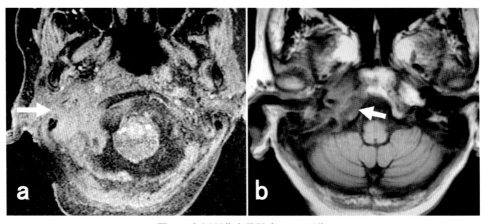

図 2. 右側頭蓋底骨髄炎 MRI 画像
a：MRI 脂肪抑制画像で副咽頭間隙の脂肪組織の低信号が消失している(矢印)
b：T1 強調画像で斜台脂肪組織の高信号が低信号化している(矢印)

　起炎菌の同定が重要だが，初期の耳漏培養には表在菌が混入して複数菌種が検出され，反復すると緑膿菌が残ることが多い．MRSA や真菌の場合も同様で，経過によって検査の反復が重要である．真菌は β-D グルカンなど血清学的データも参考にするが，起炎菌同定ができない例もある．

　側頭骨 CT での骨変化はしばしば軽微である．外耳道真珠腫があると所見は修飾され，肝心の頭蓋底の変化に気づきにくい．側頭骨表面の薄い緻密骨層消失が特徴的で，対側との比較が重要である(図1)．MRI では副咽頭間隙の脂肪の信号が消失し，ときに炎症は上咽頭に達し，錐体尖や斜台の脂肪髄が低信号化するのは典型的所見である(図2)．ガドリニウム造影は炎症の範囲描出に有用だが，腎機能不良な高齢糖尿病患者への施行は難し

い．炎症確認に骨シンチやガリウムシンチは有用とされるが，施行可能な施設が限られ，擬陽性にも注意を要する．

　頑固な疼痛と耳漏，ときに併存する顔面神経麻痺は外耳道癌との鑑別が必要で，特に感染がかぶると画像所見は類似する．外耳道の粗造な隆起は組織検査が必須だが，外耳道癌の異形性判断はときに難しく，所見の改善がなければ検査を反復すべきである．

4．治療方針

　血糖管理と十分かつ長期の抗菌薬投与のために通常4〜8週の入院が必要となる．早期の治療中断は容易に再燃を招く．緑膿菌感染例はピペラシリン投与が第一選択となることが多いが，耐性株やペニシリンアレルギー，副作用発現時は他剤選択

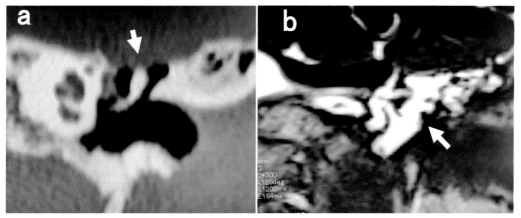

図 3. 左特発性髄液漏症例
a：発症 8 年前の CT 冠状断ですでに上鼓室から乳突洞にかけて広範な骨欠損がみられた（矢印）
b：T2 強調画像冠状断で脳脊髄液や外リンパと同等の信号を呈する貯留液を認めた（矢印）

を要する．他菌種の場合も含め感受性抗菌薬の適切な使用がポイントであり，できれば感染症専門医との連携が望ましい．

補助療法のエビデンスは少ないが，難治例には行う場合がある．耳後切開での骨部外耳道下面の排膿とデブリドマンはときに有効だが，炎症の主座は深部であり効果は限定的であろう．高圧酸素療法は好気性菌である緑膿菌やブドウ球菌への直接の効果には乏しいが，増殖抑制や組織修復と白血球殺菌能促進の効果が報告されており[2]，有効とする報告が散見される．抗菌薬動注療法も難治例に検討の価値があると考えられる[3]．

特発性耳性髄液漏・髄膜瘤・髄膜脳瘤

1．疾患の概要

側頭骨内に脳脊髄液が漏出する耳性髄液漏は側頭骨骨折に伴うものと開頭術後のものが多いが，突然発症して耳鼻咽喉科を受診する例が存在する．特発性髄液漏は骨内に突出したくも膜顆粒が拡大して生じる説が有力であり[1]，肥満の女性に多く，頭蓋内圧の亢進との関連も推察されている．髄膜瘤は側頭骨表面の緻密骨が菲薄化・欠損して硬膜が側頭骨内に脱出した状態で，菲薄化した硬膜が破綻すると髄液漏となる．硬膜が脳組織を含んで脱出すると髄膜脳瘤と称される．これらは合併症なく単独で発生する場合もあるが，真珠腫などにより天蓋が破壊された場合や耳科手術で医原性に露出した硬膜から，あるいは側頭骨骨折の既往がある例に発生する場合もある．いずれも多くは中頭蓋窩に起こるが，後頭蓋窩にも起こり得る．

2．症状と所見

硬膜やくも膜顆粒が蜂巣に破綻すると漏出した脳脊髄液が側頭骨内の含気腔に流入，鼓室を満たして伝音難聴を起こす．中耳炎罹患歴や上気道炎の先行がない患者に突然発症する難聴が典型的経過で，耳閉感や自声強聴を伴う．鼓膜の拍動はある例もない例も存在し，貯留液は完全に無色透明なため骨導が不正確だと突発性難聴に誤診されることもある（図3）．鼓膜は光沢が減じ，滲出性中耳炎と誤診して切開やチューブ留置を行うと水様性耳漏が遷延，そこに感染を起こせば髄膜炎を発症する[4]．細菌性髄膜炎を発症，ないし反復によって診断される例もある[5]．髄膜瘤や髄膜脳瘤が真珠腫に合併する場合は症状を呈さずに術中に認識されることも多い[6]．真珠腫手術においては術前の天蓋欠損の状況を必ず冠状断 CT で確認し，上方に開いた形状の欠損なら MRI で頭蓋内組織やくも膜下腔の脱出がないことを確認しておく必要がある．手術歴のある医原性例では術後に生じた弛緩部陥凹や乳突腔の天蓋に突出する拍動性腫瘤として視認される場合も多い（図4）．

3．診断と鑑別診断

すでに切開や換気チューブ留置が行われ水様性耳漏を生じている症例の場合には，耳漏を吸引後に新たに分泌される水様液を小綿球などで採取，

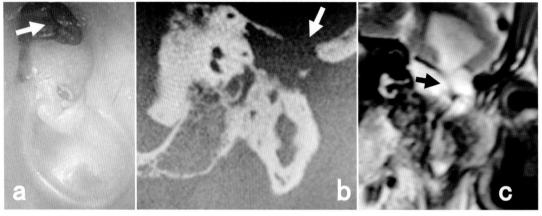

図 4. 左医原性髄膜瘤症例

32 年前に左耳手術を受けている

a：弛緩部に形成された陥凹後方（矢印）に拍動性隆起を認めるが鼓室は含気化されている

b：冠状断 CT で乳突洞天蓋外側部に大きな骨欠損を認める

c：MRI 冠状 T2 強調画像で脳脊髄液同等の信号を呈する貯留液内に無信号の硬膜の突出を認めた（矢印）

テステープに付けてグルコース陽性なら髄液漏を疑う．鼓膜穿孔がなければ感染のリスクがある通気と鼓膜切開は避け，画像診断を先行させる．高分解能 CT 冠状断で天蓋緻密骨に欠損を認め，MRI にて T1 強調画像低信号，T2 強調画像高信号で完全に脳脊髄液と一致する貯留液があれば，ほぼ確実といってよい（図 3, 4）．髄膜脳瘤の場合は，CT で確認される骨板欠損部からの脳組織脱出が MRI で描出される．漏出部位の確認は重要だが，天蓋の欠損が多発する場合や小さなくも膜顆粒からの漏出は通常の撮影では難しいことがある．造影剤髄腔注入後に行う CT 脳槽撮影は空間分解能に優れ有用性が高いとされる[7]．

4．治療方針

手術治療が原則となる．経乳突法は乳突削開で天蓋を薄くして同定した漏出部に筋膜を充填，フィブリン糊で固定後に硬膜と天蓋骨の間に耳介軟骨板や皮質骨を挿入して頭蓋窩を再建，さらに乳突側からフィブリン糊を混ぜた骨パテと筋膜などで骨欠損部を覆う．中頭蓋窩法は漏出部が錐体尖に近い場合や天蓋欠損が大きい場合，欠損が多発して漏出部特定が困難な場合などに有用である[7]．可能なら漏出部硬膜を縫合，有茎の頭蓋骨膜弁や側頭筋弁などを硬膜－天蓋間に敷き込んで軟骨などで天蓋を形成するが，近年硬性再建に骨セメントの有用性が報告されている[8]．髄膜瘤や髄膜脳瘤はバイポーラで焼灼して可能なら頭蓋内に還納，還納不能なら突出部を切除してから漏出部閉鎖と天蓋形成を行う．患側聴力が悪い例や再発例などでは蜂巣削除後に創腔を脂肪充填する subtotal petrosectomy も有用である[9)10]．

コレステリン肉芽腫

1．疾患の概要

側頭骨内で換気が阻害されて含気腔に出血が起こると赤血球が分解されてコレステリン結晶が生成，異物反応により肉芽が形成される．乳突蜂巣で形成された肉芽により鼓室に暗紫色の滲出液が貯留する例が一般的だが，稀に錐体尖や乳突腔で嚢胞性に拡張，側頭骨疾患として発症する．

2．症状と所見

画像診断で偶然発見される場合もあるが，局在と大きさによっては脳神経障害や頭痛を起こし，ときに頭蓋内に腫瘤を形成する．錐体尖の腫瘤は内側の外転神経障害による複視，上面の三叉神経障害による顔面知覚障害，外側で内耳・内耳道浸潤による難聴やめまい，顔面神経麻痺などを起こし，下面で頸静脈孔を圧排すると舌咽・迷走神経麻痺による嚥下・発声障害を起こす．鼓膜所見は正常なことが多いが，耳管を閉鎖すれば滲出性中耳炎となる．また，病変は頭蓋内に進展することもある．

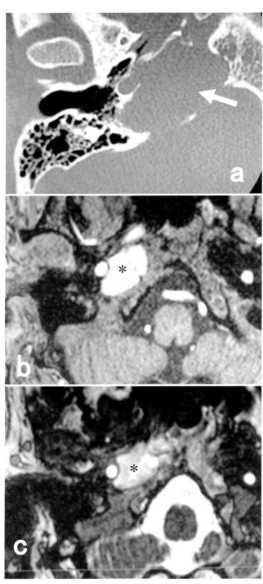

図 5. 右錐体尖コレステリン肉芽腫
CT で錐体尖から斜台にかけて球形の拡張性骨破壊（矢印）を認める(a). 病変は　T1 強調画像(b), T2 強調画像(c)ともに高信号を呈する(＊)

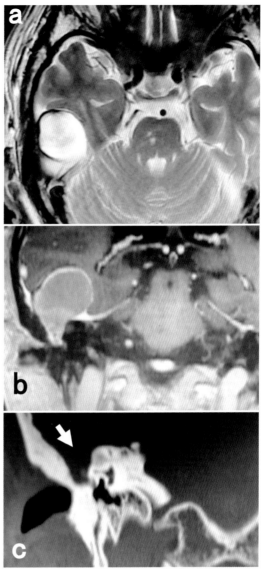

図 6. 右乳突洞原発コレステリン肉芽腫
T2 強調画像で側頭葉に高信号の内容をもつ嚢胞性腫瘤を認める(a). Gd 造影 T1 強調画像冠状断(b)および CT(c)で乳突洞天蓋を破壊して(矢印)拡張性に側頭葉下面を圧排する病態が推察された

3．診断と鑑別疾患

　画像診断が重要である．CT で拡張性の骨破壊を呈し，MRI で T1 強調・T2 強調画像ともにやや不均一な高信号を呈する嚢胞性疾患として描出されることが多い(図5)．診断には真珠腫との鑑別が重要だが，真珠腫の MRI は T1 強調画像で低〜中信号，T2 強調画像で高信号であることが多く，拡散強調画像で高信号を呈するのが特徴的である．頭蓋内に突出する病変は頭蓋内原発の嚢胞性腫瘍との鑑別を要するが，側頭骨内から拡張性に増大したことを示唆する像(図6)を得られれば手掛かりとなる．

4．治療方針

　嚢胞壁全摘と出血部位の処理が理想だが，貯留嚢胞のため開窓ドレナージでも処理できる[1]．頭蓋内病変は側頭骨内の出血源と遮断できれば消失

する場合がある．病変拡大が根治性に大きく影響しないため，側頭骨内に限局して内耳や脳神経から距離のある無症状例なら経過観察でよい．有症例の他に頭蓋内に進展する例や内耳や内耳道への浸潤例などは手術が必要となる．従来，錐体尖病変に対するアプローチは専ら経乳突法で半規管や前庭の上下，あるいは経鼓室的に蝸牛下方からの囊胞外側壁の開窓が主流であったが[11]，近年内側を主座とする症例には経鼻内視鏡を用いた内側壁の開窓が主流となりつつある[12]．

錐体部真珠腫

1．疾患の概要

錐体部真珠腫は顔面神経と骨迷路の内側にあたる錐体部に及ぶ真珠腫の総称である．中耳真珠腫が錐体部に浸潤する場合と，先天的に生じた側頭骨深部の角化上皮が増殖する場合があり，前者には中耳手術後の再形成や遺残が含まれる．真珠腫は硬膜や頸静脈球，内頸動脈など重要臓器と癒着，迷路骨包の破壊や側頭骨と関連する脳神経機能を障害する．

2．症状と所見

後天例の多くは難聴や耳漏など中耳真珠腫同様の経過と鼓膜所見を呈し，CT で錐体部への浸潤が診断されることが多いが，しばしば顔面神経麻痺が診断の契機となる．先天例や術後の遺残例では鼓膜所見に異常がない場合もあるが，鼓室や皮下に白色病変を認める症例もある．内耳や脳神経の障害による顔面神経麻痺や顔面痙攣，耳鳴や難聴，めまいを呈することは多いが（図7），耳管を閉塞すると滲出性中耳炎を発症する（図8）．

3．診断と鑑別診断

錐体部真珠腫に特徴的な鼓膜所見はない．debris を有さない鼓膜陥凹の深部に進行した錐体部真珠腫が形成されている場合や鼓膜所見に問題のない場合もある．debris の堆積する真珠腫はもちろんだが，底のみえない陥凹を有する例や鼓室内に白色塊が透見される例は，一度は CT を撮影するべきである．鼓膜所見が正常であっても，一

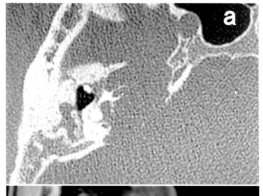
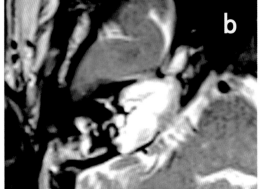
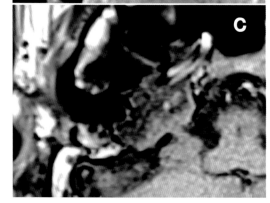

図 7．massive type の錐体部真珠腫症例
CT で真珠腫手術歴のある右耳聾の患者の錐体骨内側部を広範に破壊する真珠腫を認める(a)．病変は MRI 画像上 T2 強調画像で高信号(b)．T1 強調画像で低信号(c)を呈している

側性の聴覚や顔面神経に関連する症状があれば MRI の必要性を検討する．Sanna らは局在と必要となる手術アプローチに基づき錐体部真珠腫を supralabyrinthine, infralabyrinthine, infralabyrinthine-apical, massive, apical の5型に分類している[13]．supralabyrinthine type の小真珠腫は中頭蓋窩硬膜に沿って薄く内側に進展し，CT 水平断では気づきにくいことがある．内耳浸潤があってもめまいや骨導低下がみられない例は多

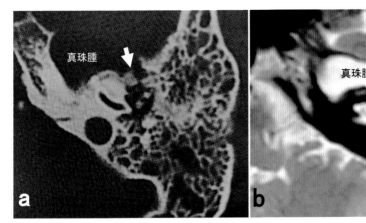

図 8. 錐体尖を占める錐体部真珠腫
顔面神経麻痺が治癒したのちに難治性滲出性中耳炎を発症，弛緩部に debris のない
小陥凹を認める症例の画像診断
　a：陥凹底部の石灰化（矢印）により上皮が閉じ込められ apical type の錐体部真珠腫
　　が形成されている
　b：T2 強調画像では膨隆した真珠腫が耳管を閉鎖したことで生じた貯留液が真珠腫
　　とともに高信号を呈している

く，読影が不十分だと錐体部の破壊を見逃して手術に臨む可能性があり注意が必要である．骨破壊の状況をみる CT と軟組織の質的診断に優れる MRI は相補的であり，錐体部真珠腫では両者の施行が必要である．真珠腫の MRI 画像は T1 強調画像で中〜低信号，T2 強調画像で高信号を呈することが多く（図 7, 8），拡散強調画像での高信号は特徴的である．T1・T2 強調画像とも高信号を呈しやすいコレステリン肉芽腫との鑑別に加え，硬膜に沿う薄い病変やコレステリン肉芽の合併例で真珠腫の範囲同定に有用となる．また，拡散強調画像は術後の脂肪充填腔内での再発検索の有力なツールとなる．

4．治療方針

錐体部真珠腫は全例で debris が充満している．根治には母膜全摘が必須であり，経過観察によって病変は増大し骨破壊が進行，機能温存の可能性が低下して手術の難易度が高くなる．唯一聴耳や全身状態不良例，超高齢者などを除き，ほぼ全例が早期の手術適応であることを銘記されたい．手術では病変残存のリスクと機能温存のバランスを取ったアプローチ選択が必要となる．小さな supralabyrinthine や infralabyrinthine 症例なら中頭蓋窩法や半規管切断を組み合わせて病変を摘出，伝音再建により気導聴力を残せる場合があ

る．しかし，錐体部真珠腫の多くは広範な硬膜露出と髄液漏出のため外耳道閉鎖と創腔の脂肪充填を要し，術後の伝音障害は必発となる．半規管切断で真珠腫が処理できれば，複数半規管の切断であっても内耳機能が残る例は多く，軟骨伝導補聴器装用での有効聴力獲得や将来的な人工中・内耳の可能性が残る．一方，蝸牛や前庭腔に達した母膜の処理は失聴が必発であり，骨迷路を保存する意味はない．対側に聴力があれば確実な病変処理を優先し，迷路削開をためらうべきではない．

グロムス腫瘍

1．疾患の概要

グロムス腫瘍は主に下鼓室や頸静脈球に存在する圧・化学受容体である glomus body を起源とし，側頭骨良性腫瘍としてもっとも頻度が高い．ほとんどが発育の緩徐な良性腫瘍だが血流に富み，稀に遠隔転移がみられカテコラミン分泌能をもつ．本邦ではグロムス腫瘍と称されるが，今日欧米では paraganglioma と呼ばれることが多い．

2．症状と所見

鼓室内で一定容積を占めて伝音難聴や拍動性耳鳴を初発症状とすることが多い．腫瘍が内耳や内耳道に浸潤すると感音難聴や持続性耳鳴，めまいなどの内耳症状を発症する．進行すると顔面神経

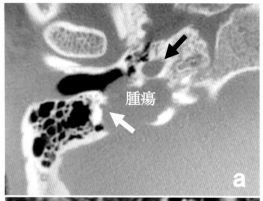

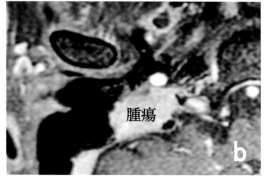

図 9. Class C グロムス腫瘍症例

a：CT で頸静脈球の位置で拡張性に骨破壊像を呈し下鼓室に突出する腫瘍を認める．腫瘍は顔面神経と接しているが（白矢印），頸動脈管（黒矢印）への浸潤はみられない

b：Gd 造影 T1 強調画像で腫瘍は強く濃染される

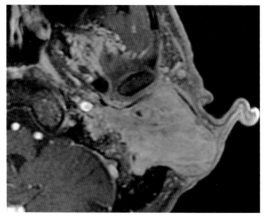

図 10. 初回手術後 20 年を経て巨大に成長したグロムス腫瘍症例

頸静脈球への浸潤はなく，以前は下鼓室型であったと考えられる．皮膚破綻部に露出した腫瘍からの頻回の出血により，患者には貧血がみられた

膨隆する暗紫色の突出として，内頸動脈の走行異常は鼓室前下部の淡紅色の腫瘤としてみえる．錐体骨内の内頸動脈に動脈瘤が形成されることがあり[14]，腫瘍と誤認して生検すると大出血を起こす．鼓室内の赤色腫瘤は必ず画像診断を先行させ，血管との関係を評価する必要がある．頸静脈孔の病変として神経鞘腫や髄膜腫，軟骨肉腫があるが，いずれも造影MRIでグロムス腫瘍との鑑別は可能である．

4．治療方針

　Sanna らは Fish の提唱したグロムス腫瘍の分類を手術アプローチからさらにサブクラスに分けて治療方針を提唱している[15]．放射線感受性には議論があり，摘出可能例での第一選択は手術である．塞栓を行わなければきわめて出血しやすく，頸静脈球を浸潤すると極端に手術の難易度が上がる．そのため，摘出が難しいことを理由に安易に経過観察とするべきではない（図10）．症状のない小腫瘍は経過観察も可能だが，摘出は小さいほど容易なため筆者はほぼ全例で手術を行っている．手術のポイントは出血の制御であり，止血能の高い高周波型バイポーラはきわめて有用である．適切な止血技術があれば腫瘍が鼓室内に留まる Class A，下鼓室から発生し頸静脈球への浸潤がない Class B の腫瘍に塞栓は不要である．頸静脈球に浸潤する Class C 以上の腫瘍では術前48時間以内

麻痺や頸静脈孔とその近傍を通る舌咽・迷走・舌下神経を巻き込んで嚥下や発声の障害を起こす．頭蓋内に進展して小脳・脳幹の圧迫症状を呈する場合もある．カテコラミン産生腫瘍では血圧上昇や動悸を生じる．

　典型例は鼓室内の赤色拍動性腫瘤として観察されるが，外耳道に充満する大腫瘍は器質化して拍動が明らかではないこともある．稀に体表に露出して出血を反復する例もある．

3．診断と鑑別診断

　特徴的な鼓膜所見から診断できる症例は多い．頸静脈球と関連するなど CT 上の局在，MRI での強い造影効果と（図9），ある程度大きな腫瘍で血管の flow void でできる salt and pepper pattern などがあれば通常診断は容易である．鼓室内で拍動，赤色調腫瘤にみえる大血管との鑑別は必要で，高位頸静脈球は鼓室後下方，ときに外耳道に

の塞栓が必要となる．頸静脈球壁を合併切除するため，多くの症例で顔面神経管から顔面神経を剔出・遊離して前方へ移動，頸静脈球へのアクセスを確保する（anterior rerouting）．高齢の進行例では下位脳神経損傷時の嚥下障害が致命的な手術合併症となるため，手術の要否は慎重に検討する必要がある．摘出を一時的に待機し，麻痺の代償が起こってから摘出するという選択もあり得る．カテコラミン分泌腫瘍は手術操作や放射線による細胞の崩壊でクリーゼを起こすと致死的となる場合がある．近年，褐色細胞腫でカテコラミンの生成を抑制するメチロシン（デムサーカプセル®）が市販され，当科でも術前コンディショニングに有用であった．

最後に

側頭骨手術では QOL と直結する脳神経や大血管の解剖を把握し，操作を誤れば一瞬で破壊しかねない繊細な構造は愛護的に扱う必要がある．さらに，髄液漏や出血など術中に生じる種々の問題を冷静に解決できなければ，重大な結果を招くことになりかねない．要求される技術とトラブルシューティングのノウハウは中耳手術とは異なり，頻回の側頭骨 dissection と経験を積んだ術者のもとでの研修が必須と考えていただきたい．

文　献

1) 田中志昂，森野常太郎，小森　学ほか：悪性外耳道炎，頭蓋底骨髄炎の臨床的検討―本邦における 50 症例の検討―．耳展，**50**：177-183, 2016.
　Summary　悪性外耳道炎，頭蓋底骨髄炎 4 症例の報告と本邦報告のまとめ．1 例は外耳道に所見がなく，1 例はアスペルギルスを起炎菌とする死亡例であった．

2) 浅海淳一，張　鈞修，鍋山浩司ほか：骨髄炎に対する高気圧酸素治療の適応，経過と予後．口科誌，**36**：543-550, 1987.

3) 山崎博司，内藤　泰，篠原尚吾：抗菌薬動脈注射が奏功した頭蓋底骨髄炎合併悪性外耳道炎の 2 例．日耳鼻会報，**113**：851-855, 2010.

4) 荒井康裕，佐久間直子，佐野大祐ほか：中耳手術後に髄液漏を繰り返した 1 例．日耳鼻会報，**116**：161-164, 2013.

5) 間多祐輔，植木雄司，今野昭義：髄膜炎を発症した特発性耳性髄液漏の 2 症例．日耳鼻会報，**115**：855-860, 2012.

6) Sanna M, Sunose H, Mancini F, et al：Problems and solutions in mastoid surgery：449-459, In Middle ear and mastoid microsurgery（2nd Ed）. Thieme, 2012.

7) Hiremath SB, Gautam AA, Sasindran V, et al：Cerebrospinal fluid rhinorrhea and otorrhea：A multimodality imaging approach. Diagn Intervl Imaging, **100**：3-15, 2019.
　Summary　種々の原因で起こる髄液漏の画像診断のレビュー．CT と MRI に加えて造影剤をくも膜下腔に注入する CT 脳槽撮影と MRI 脳槽撮影，脳槽シンチの所見と手術治療を原因・漏出部ごとに解説．

8) Alwani MM, Saltagi MZ, MacPhail ME, et al：Middle cranial fossa repair of temporal bone spontaneous CSF leaks with hydroxyapatite bone cement. Laryngoscope, **131**：1-9, 2020.
　Summary　特発性髄液耳漏に対する中頭蓋窩法の有効性を示す 45 例の後ろ向き研究．24 例は骨セメントを使用，21 例は使用せず修復．65 歳以上の 10 例を含み，20 耳は複数の天蓋欠損があり 35 例は脳組織脱出を合併．術後 2 例に一時的失語，骨セメントなしの 2 例に再手術を要さないリークを生じた．

9) Gupta A, Sikka K, Irugu DVK, et al：Temporal bone meningoencephaloceles and cerebrospinal fluid leaks：experience in a tertiary care hospital. J Laryngol Otol, **133**：192-200, 2019.
　Summary　耳性髄液漏をきたした 16 例のレビュー．乳突削開後が 10 例ともっとも多く，15 例は再発なく経過した．subtotal petrosectomy を行った 10 例の経過は良好で，聴覚保存が優先されない例ではよい術式である．

10) Sanna M, Sunose H, Mancini F, et al：Obliteration of the middle ear：534-548, In Middle ear and mastoid microsurgery（2nd Ed）. Thieme, 2012.

11) Brackmann DE, Toh EH：Surgical management of petrous apex cholesterol granulomas. Otol Neurotol, **23**：529-533, 2002.
　Summary　経側頭骨的な錐体尖コレステリン肉芽腫手術での症状改善は 82%，ステントなし

のドレナージでは5例が再手術，頸静脈球と内頸動脈の間にスペースがあれば蝸牛下法の有用性が高い．

12) Tabet P, Saydy N, Saliba I：Cholesterol granulomas：A comparative meta-analysis of endonasal endoscopic versus open approaches to the petrous apex. J Int Adv Otol, **15**：193-199, 2019.

13) Sanna M, Sunose H, Mancini F, et al：Petrous bone cholesteatoma：446-688, In Microsurgical management of middle ear and petrous bone cholesteatoma. Thieme, 2019.

14) Liu JK, Gottfried ON, Amini A, et al：Aneurysms of the petrous internal carotid artery：anatomy, origins, and treatment. Neurosurg Focus, **17**(5)：1-9, 2004.

15) Sanna M, Piazza P, Shin SH, et al：Treatment options and Decision making：98-110, In Microsurgery of petrous bone paragangliomas. Thieme, 2013.

MB ENT, 284：41-46, 2023

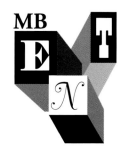

◆特集・みみを診る─鑑別診断のポイントと治療戦略─

中耳真珠腫とその関連疾患

小森　学*

Abstract　中耳真珠腫は決して診断が難しい疾患ではなく，側頭骨 CT などを撮影する前から鼓膜所見のみで診断がほぼ可能な疾患である．しかしながら，歴史的に様々な分類がされていたことに加え，現在コンセンサスが得られている中耳真珠腫の各病型が十分に理解されていないことが診断を難解にしている．本稿では本邦で提唱された分類案（JOS 分類）とそこから派生した国際分類案（EAONO/JOS 分類）を主に紹介しつつ，ChOLE システムなどにも言及した．

鼓膜所見は典型的なものや非典型的なもの，稀な疾患も含めた各種鑑別疾患まで様々なものを提示し，中耳真珠腫の病型と進展度の基本的な考え方や国内外での違いを理解することを目的として解説した．さらに，鼓室形成術の各術式の理念とコンセプトを理解したうえで進展度から考えた治療戦略についても解説した．

Key words　中耳真珠腫進展度分類（staging and classification for middle ear cholesteatoma），先天性真珠腫（congenital cholesteatoma），後天性真珠腫（acquired cholesteatoma），弛緩部型真珠腫（pars flaccida cholesteatoma），緊張部型真珠腫（pars tensa cholesteatoma），二次性真珠腫（secondary acquired cholesteatoma）

はじめに

中耳真珠腫（以下，真珠腫）は耳漏や難聴で発見されることが多く，進行例ではめまいや顔面神経麻痺などの側頭骨合併症が生じ，稀ではあるが髄膜炎や脳膿瘍などの頭蓋内合併症を生じる疾患である．

歴史的には様々な名称や分類などを経て，現在では日本耳科学会（JOS）が 2015 年に提唱した「中耳真珠腫進展度分類 2015 改訂案」[1)]が本邦での分類案（以下，JOS 分類）として広く受けいれられている．また，これを基に欧州耳科学会（EAONO）との共同声明「EAONO/JOS Joint Consensus Statements on the Definitions, Classification and Staging of Middle Ear Cholesteatoma」[2)]が提唱され国際分類（以下，EAONO/JOS 分類）として各国で広く用いられている．

しばしば「真珠腫の診断は難しい」という声を若手医師から聞くが，それは様々な病態があるにもかかわらず一括りに真珠腫としているからだと考える．真珠腫を理解するためには真珠腫の病型をしっかり理解し，それぞれの特徴を捉えることが重要であると考える．

真珠腫の病型

JOS 分類でも EAONO/JOS 分類でも真珠腫は大きく分類すると先天性と後天性に分けられる．JOS 分類では後天性真珠腫をさらに弛緩部型真珠腫，緊張部型真珠腫，二次性真珠腫の 3 つに細分類している．その他，初期状態が不明であるものや各種病態が複合したものを複合型・分類不能型真珠腫として合計 5 つの分類となっている[1)]．これに対して EAONO/JOS 分類では複合型真珠腫（弛緩部型真珠腫と緊張部型真珠腫の混在）と分類

＊　Komori Manabu，〒 216-8511　神奈川県川崎市宮前区菅生 2-16-1　聖マリアンナ医科大学耳鼻咽喉科，主任教授

■JOS 分類

先天性	後天性			複合型・分類不能型
	弛緩部型	緊張部型	二次性	

■EAONO/JOS 分類

先天性	後天性					分類不能型
	retraction pocket			non-retraction pocket		
	弛緩部型	緊張部型	複合型	二次性	外傷・医原性	

図 1. JOS 分類と EAONO/JOS 分類の比較

注：複合型は JOS 分類ではどの組合せでもよいが，EAONO/JOS 分類では弛緩部型と緊張部型の
組合せとなるため先天性と弛緩部型の複合型は EAONO/JOS 分類では分類不能型となる

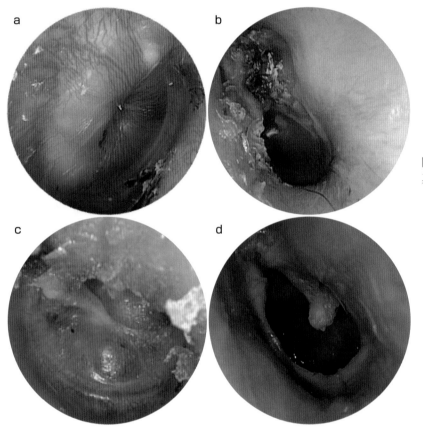

図 2.
真珠腫の典型的な鼓膜所見
　a：先天性真珠腫．Stage
　　 Ⅰb，白色塊が鼓膜を透見
　　 して観察される
　b：弛緩部型真珠腫．Stage
　　 Ⅱ，弛緩部陥凹と debris
　　 を認める
　c：緊張部型真珠腫．Stage
　　 Ⅰb，陥凹部に耳漏が出た
　　 痕跡を認める．キヌタ骨
　　 長脚は消失していた
　d：二次性真珠腫．Stage
　　 Ⅰb，ツチ骨柄から前方の
　　 鼓膜穿孔縁に debris を認
　　 める

不能型真珠腫は別に分けており，後天性真珠腫は retraction pocket と non-retraction pocket に大きく分類している．すなわち，JOS 分類での二次性真珠腫は non-retraction pocket cholesteatoma の一つの病態としている．加えて外傷や医原性に伴う真珠腫も加えており，合計 7 つの分類となっている[2]．図 1 に両者を比較した図を示す．

検査・診断

真珠腫の診断は鼓膜所見のみでほぼ可能である．また，鼓膜所見はビデオスコープなどでカルテに残しておくとわかりやすい．先天性真珠腫とは一般的には close タイプのものを指しており，これは鼓膜陥凹を認めずに白色塊が鼓膜を通して透見されるものである．一方で，open タイプの先

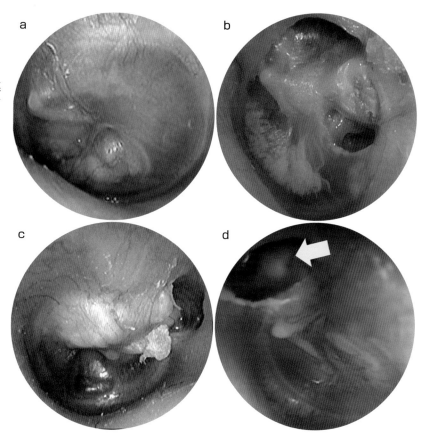

図 3.
複雑な病態を呈する鼓膜所見
　a：医原性真珠腫．複数回の鼓膜
　　切開をされた後に来院．鼓膜前
　　下象限に白色塊を認める
　b：弛緩部型真珠腫＋緊張部型
　　真珠腫．初発がどちらであった
　　かの明確な区別は難しい．
　　EAONO/JOS 分類での複合型
　　である
　c：弛緩部型真珠腫＋高位頸静
　　脈．Stage Ⅱ．弛緩部型真珠腫
　　が鼓室まで進展した症例．鼓膜
　　をよく観察すると後下象限に
　　高位頸静脈を認める．本症例は
　　軽微な頸顔面奇形があり，外耳
　　道もやや狭窄していた
　d：先天性真珠腫＋弛緩部型真
　　珠腫．弛緩部陥凹の深部に白色
　　塊(矢印)を認める．JOS 分類で
　　は複合型・分類不能型となる．
　　EAONO/JOS 分類でも複合型
　　ではなく分類不能型となる

天性真珠腫では鼓膜所見からそれとなくわかるも
のもあれば，鼓膜所見に乏しいものも多く，伝音
難聴の精査や耳小骨奇形の術中に見つかる場合も
ある．弛緩部型真珠腫と緊張部型真珠腫はいずれ
も鼓膜の弛緩部や緊張部に陥凹が生じ，debris
(デブリ<u>ス</u>と発音する若手がいるがデブリと呼称
することが正しい)が堆積し感染と骨破壊をきた
す．一般的に陥凹の間口が小さいものほど外耳道
への debris 排泄経路が狭いため深部へ進展して
いることが多いとされている．二次性真珠腫は鼓
膜穿孔から上皮が裏面に入り込んで debris を生
じる病態である．典型的な各病態の鼓膜所見を図
2 に提示する．一方で，複雑な病態が絡み合って
いるものを図 3 に提示する．

　聴力評価と骨破壊程度の評価のため純音聴力検
査と側頭骨 CT 検査は必須の検査である．純音聴
力検査では術前術後の評価を考えた場合 3 kHz も
測定しておくほうが望ましい．CT 検査は Area
Detector CT などの登場に伴い撮像時間の短縮，
被曝低減などが可能となっており，低年齢児でも

鎮静なしでの撮像が可能となってきた．さらに，
MRI 検査を追加することで術前に詳細な進展度
評価が可能となる．耳漏を認める場合には細菌培
養検査を行う他，必要に応じて耳管機能検査，電
気味覚検査，前庭機能検査(赤外線 CCD，vHIT)
などを適宜追加する．

注意を要する鼓膜所見

　中耳病変には真珠腫にみえてそうではない疾患
も存在する．図 4 に様々な鼓膜写真を提示する．
顔面神経鞘腫(図 4-a)は一見先天性真珠腫と類似
しているが，CT で顔面神経に沿った腫瘤を認め，
MRI で確定診断となった．グロムス腫瘍(図 4-c：
動画あり)は明らかに拍動しているものや暗赤色
などを呈しているため鑑別は容易である．一方
で，中耳分離腫(図 4-d)などは術中に真珠腫とは
異なることが判明した症例である．小脳橋角部腫
瘍の一部が中耳に認めることもあり，頸静脈孔髄
膜腫(図 4-e)は一見血管系腫瘍を疑うものの拍動
がなく，ややピンク色を呈している．高位頸静脈

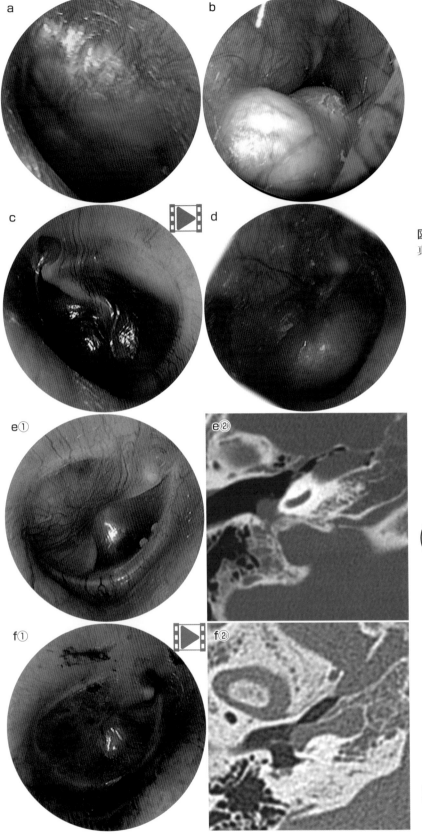

図 4.
真珠腫と鑑別を有する中耳疾患
a：顔面神経鞘腫. 伝音難聴で発見された. 鼓膜後上象限に白色塊を認めるが, 画像検査で神経鞘腫と診断した
b：第一鰓弓嚢胞. 外耳道に白色塊を認めた. 手術時に鼓膜まで入り込んでいたが, 後に耳後部腫脹を生じ, 嚢胞が外耳道に突出したものであったことが判明した
c：鼓室型グロムス腫瘍. 鼓膜前下象限に拍動する赤褐色腫瘤を認める. 手術で全摘した

こちらのQRコードより見ることができます

d：中耳分離腫. 耳小骨奇形＋先天性真珠腫の術前診断で手術を行ったところ術中に明らかに真珠腫と異なる腫瘍を認めた
e：頸静脈孔髄膜腫. 偶然発見された. 拍動はなく, CT・MRIで頸静脈孔髄膜腫と診断
f：内頸動脈走行異常. 他院で鼓膜切開後に大量出血を生じた. 前下象限に拍動する異常血管を認める

こちらのQRコードより見ることができます

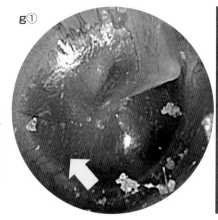
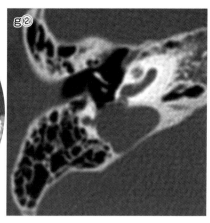

図 4.
つづき

g：高位頸静脈. 伝音難聴の精査で発見. 高位頸静脈が正円窓を閉塞することで生じた伝音難聴. 鼓膜後下象限に高位頸静脈を認める（矢印）

（図3-c, 図4-g）などは鼓膜後下象限に暗青色部分があるが, 一見すると見逃してしまうことが多いため注意を要する. 特に, 真珠腫や慢性中耳炎に高位頸静脈が合併することは比較的遭遇する. また, 内頸動脈走行異常（図4-f：動画あり）などもあるため様々な鼓膜所見をみることが肝心である.

進展度分類

病態評価の指標は様々なものが存在し, 本邦では前述の中耳真珠腫進展度分類2015が使用されている. これはPTAMシステムとされ, 部位をP「前鼓室」, T「鼓室」, A「上鼓室」, M「乳突洞・乳突蜂巣」（筆者注：今後M1が乳突洞までの進展, M2が乳突蜂巣までの進展に細区分される予定）に分け, 真珠腫の「初発部位」すなわち弛緩部型真珠腫であれば上鼓室, 緊張部型真珠腫であれば鼓室とし, 真珠腫が初発部位にとどまる場合をStage Ⅰ, 隣接する各部位に進展した場合をStage Ⅱとしている. さらにStage Ⅰではdebrisの有無でⅠaとⅠbに分類している（先天性真珠腫ではStage Ⅰの亜分類は存在部位による）. また, 側頭骨合併症を生じたものをStage Ⅲ, 頭蓋内合併症を生じたものをStage Ⅳとしている. 加えて, 副分類としてアブミ骨状態（S分類）, 乳突蜂巣発育度（Mc分類）などが含まれる.

一方で, EAONO/JOS分類ではSTAMシステムとして部位をS1「耳管上陥凹」, S2「鼓室洞」, T「鼓室」, A「上鼓室」, M「乳突腔」に分けて同様に評価しているが, Stageの亜部位は規定され

ておらず, 副分類も存在しない.

それ以外に2019年にLinderらがChOLEシステムなどを提案している[3]. これは進展度（Ch）, 手術終了時の耳小骨（O：Austin-Kartush分類を使用[4]）, 合併症（L）, 蜂巣発育および耳管通気度（E）に基づいて分類し3段階に病態評価を行っている. ChOLEシステムはWEBアプリなども公開されている（https://chole.surgery/chole-app/）.

進展度分類にはこれ以外にも先天性真珠腫のPotsic分類[5]なども存在する. 進展度分類にはそれぞれに利点と欠点が存在する. そのため, 各分類を理解したうえで, 手術成績などを分析, 検討する際にはこれらの進展度分類に対応できるように手術記録を記載することも念頭に置くべきである. その他, 中耳手術の術後聴力予測としてMiddle Ear Risk Index（MERI）とOssiculoplasty Outcome Parameter Staging（OOPS）なども存在するが本稿では割愛する.

治療戦略

術前にStageと進展度が決まったら手術の方針を決定する. 鼓室形成術に関しては施設の考え方もあるが, 顕微鏡や内視鏡を含めてどの器具で手術を行うか, 外耳道を削除するかどうか, 耳小骨の処理をどうするか, 乳突洞・乳突蜂巣の処理をどうするか, などを総合的に判断し組み合わせた手技の集合体と捉えるとわかりやすい.

さらに, 手術はその術式に至った理念やコンセプトを理解することも重要である. すなわち, 外耳道後壁削除・乳突開放型鼓室形成術（いわゆる

Canal Wall Down 法）では「中耳腔の外耳道化」であり，外耳道後壁保存型鼓室形成術（いわゆる Canal Wall Up 法）では「生理的な外耳道形態温存」である．外耳道後壁削除・乳突非開放型鼓室形成術は「視野を良好にして遺残性再発を少なくしたうえでの生理的な外耳道形態温存」であり，乳突充填術などは「再形成再発の防止」が理念やコンセプトである．内視鏡手術などでは Retrograde Mastoidectomy on Demand での手術法であるが，これは「必要最低限の外耳道後壁削除を行う」ことが理念やコンセプトである．どの術式がもっとも優れているかどうかということではなく，これら各々の術式の違いは重きを置いている部分の違いであることとなる．

当院では大筋の治療戦略として外耳道後壁保存型鼓室形成術を第一選択としているが，Stage Ⅰでは内視鏡下耳科手術を検討し，Stage Ⅱ以上では顕微鏡下手術に内視鏡を併用することとしている[6]．これは外耳道後壁を必要以上に削除して再建することよりも乳突削開術を加えて，生理的な外耳道後壁を残すほうが低侵襲と考えているからである．

おわりに

「真珠腫の診断は鼓膜所見からほぼ可能」であることが理解できたと思われる．さらに，真珠腫の治療は，一つの術式にこだわる必要性はなく，各種術式の理念とコンセプトを理解することで個々の症例に応じた最適な術式選択が可能となると思われる．

参考文献

1) 東野哲也, 橋本　省, 阪上雅史ほか：中耳真珠腫進展度分類 2015 改訂案. Otol Jpn, **25**(5)：845-850, 2015.
2) Yung M, Tono T, Olszewska E, et al：EAONO/JOS Joint Consensus Statements on the Definitions, Classification and Staging of Middle Ear Cholesteatoma. J Int Adv Otol, **13**(1)：1-8, 2017.
   Summary JOS 分類をもとに真珠腫の病型分類，耳管上陥凹を S1，鼓室洞を S2 と細区分した STAM システムを提唱した.
3) Linder TE, Shah S, Martha AS, et al：Introducing the "ChOLE" Classification and Its Comparison to the EAONO/JOS Consensus Classification for Cholesteatoma Staging. Otol Neurotol, **40**(1)：63-72, 2019.
   Summary JOS 分類，EAONO/JOS 分類をふまえたうえで耳小骨の状態を反映させたものである．WEB サイトで簡便に評価が行える.
4) Kartush JM：Ossicular chain reconstruction. Capitulum to malleus. Otolaryngol Clin North Am, **27**(4)：689-715, 1994.
5) Potsic WP, Samadi DS, Marsh RR, et al：A staging system for congenital cholesteatoma. Arch Otolaryngol Head Neck Surg, **128**(9)：1009-1012, 2002.
6) 小森　学：診断から治療へ　耳科領域　真珠腫性中耳炎. JOHNS, **37**(9)：1046-1049, 2021.

〈動画の閲覧方法〉
よりわかりやすく解説いたしたく実践に役立つ動画を 2 本掲載しています．動画マークのあります図説に掲載の QR コードより，スマートフォン，タブレット端末より直接見ることができます．また，全日本病院出版会の HP（https://www.zenniti.com/）の"わかりやすい動画コーナー"および雑誌 ENTONI No. 284 の案内ページよりご覧の際はパスワード画面にてパスワード【mbent284_komori】を入力いただけますとご覧いただけます．

MB ENT, 284 : 47-54, 2023

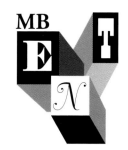

◆特集・みみを診る―鑑別診断のポイントと治療戦略―
急性の聴覚障害

和田哲郎*

Abstract 急性の聴覚障害に対し，耳鼻咽喉科医を含めた医療者が適切に対処できることを目的として，「急性感音難聴診療の手引き 2018 年版」が一般社団法人日本聴覚医学会によって作成された．急性感音難聴の診断と治療に関する知見がまとめられており，急性の聴覚障害を診療していくうえで是非参照していただきたい内容である．

本稿ではこの手引きに沿って急性の聴覚障害の鑑別診断のポイントと治療戦略を解説し，併せて，上記手引きには掲載されていない疾患についても触れ，日常診療で注意することが望ましい点を補足する．

Key words 急性感音難聴診療の手引き2018年版(Clinical Practice Guidelines for the Diagnosis and Management of Acute Sensorineural Hearing Loss 2018)，突発性難聴(idiopathic sudden sensorineural hearing loss)，急性低音障害型感音難聴(acute low-tone sensorineural hearing loss)，外リンパ瘻(perilymphatic fistula)，ムンプス難聴(mumps deafness)，音響外傷(acoustic trauma)

はじめに

急性の聴覚障害は，単一の疾患名ではなく，様々な疾患によって生じる難聴・耳鳴・耳閉感などの症状を示す．勿論，耳垢栓塞や外傷による耳小骨骨折などの伝音難聴も鑑別疾患の候補として挙がり得るが，伝音難聴による急性の聴覚障害は，病歴・局所所見などから比較的鑑別が容易である．急性聴覚障害で対応に苦慮することが多いのは，やはり感音難聴をきたす諸疾患であろう．これら疾患には，治療に難渋する症例が少なくなく，診断・治療のエビデンスは必ずしも確立されていない．

近年，「急性感音難聴診療の手引き 2018 年版」[1]が一般社団法人日本聴覚医学会によって作成された．この手引きでは，急激に発症する感音難聴として，特に 5 つの疾患(突発性難聴，急性低音障害型感音難聴，外リンパ瘻，ムンプス難聴，音響外傷)を取り上げ，過去の報告をレビューし，また，

All Japan の研究体制のもと全国から集められた症例を解析して得られた新たな知見をあわせて，標準的な診断・治療の流れをまとめてある．一般社団法人日本耳鼻咽喉科頭頸部外科学会からの推薦も得ており，急性聴覚障害の診療にあたっては是非とも参考にしていただきたい書籍である．

本稿では，日常診療における鑑別の一助となるように，急性感音難聴を中心に，「急性感音難聴診療の手引き 2018 年版」に沿って，かつ関連情報を含めて解説する．

急性感音難聴の診断の流れ(図 1)

急性感音難聴をきたす疾患には代表的なものとして，突発性難聴，急性低音障害型感音難聴，メニエール病，外リンパ瘻，音響外傷，ムンプス難聴などが挙げられ，その他，聴神経腫瘍，内耳梅毒，薬剤性難聴，自己免疫性難聴などでもその一部では急性に難聴をきたすことがある．急性感音

* Wada Tetsuro, 〒300-8575 茨城県つくば市天王台 1-1-1　筑波大学医学医療系耳鼻咽喉科・頭頸部外科，准教授

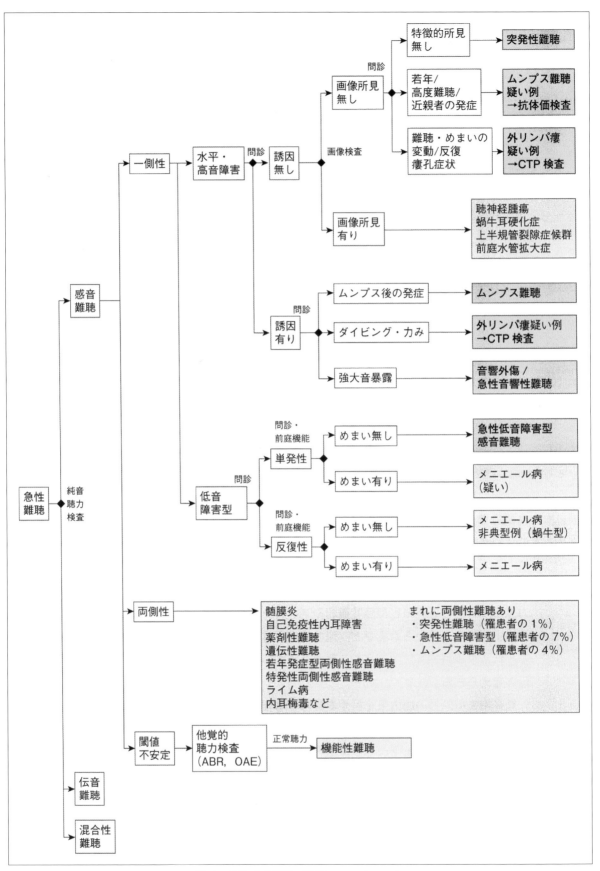

図 1. 急性感音難聴の診断フローチャート
（文献 1 より引用）

表 1. 突発性難聴 診断基準

主症状
1. 突然発症
2. 高度感音難聴
3. 原因不明

参考事項
1. 難聴（純音聴力検査での隣り合う 3 周波数で各 30 dB 以上の難聴が 72 時間以内に生じた）
   (1) 急性低音障害型感音難聴と診断される例を除外する
   (2) 他覚的聴力検査またはそれに相当する検査で機能性難聴を除外する
   (3) 文字どおり即時的な難聴，または朝，目が覚めて気付く様な難聴が多いが，数日をかけて悪化する例もある
   (4) 難聴の改善・悪化の繰り返しはない
   (5) 一側性の場合が多いが，両側性に同時罹患する例もある
2. 耳鳴
   難聴の発生と前後して耳鳴を生ずることがある
3. めまい，および吐気・嘔吐
   難聴の発生と前後してめまい，および吐気・嘔吐を伴うことがあるが，めまい発作を繰り返すことはない
4. 第 8 脳神経以外に顕著な神経症状を伴うことはない

診断の基準：主症状の全事項を満たすもの

（厚生省特定疾患「突発性難聴調査研究班」，1973 年）
（厚生労働省「難治性聴覚障害に関する調査研究班」，2015 年改定）

難聴という症候を診たときに，多種類の疾患の可能性を想定して診断・治療を進めていくことが求められる．問診，局所所見，各種の聴覚検査，画像検査などを行い，診断を絞り込んでいく．問診で急性発症の聴覚障害を確認することは通常は容易であるが，ムンプス難聴の小児例など，一部では発症の経過が明確でない場合もある．そのような場合は自覚症状だけでなく総合的に判断する．

急性感音難聴であることが明らかとなった例では，その後の診断の進め方は，手引きのとおり図 1 のフローチャートが参考になる．一側性か両側性か，聴力型はどうか，誘因としての感染・圧力変化・強大音負荷，随伴症状としてのめまいの有無と反復性の確認により，診断は相当に絞り込むことが可能となる．その後，必要に応じて，MRI や側頭骨 CT の画像検査や特殊な疾患特異的検査に進めていく．

1．突発性難聴

突発性難聴は急性感音難聴をきたす代表的な疾患であり，表 1 のような診断基準が定められている．現在でもなお，明らかな原因は特定されておらず，推定される病態として，循環障害，ウイルス感染，自己免疫などが挙げられている．単一のものではなく，種々の病態が入り混じっていると考えるのが自然である．本来であれば他のあらゆる疾患を除外のうえに突発性難聴の診断に行きつくべき性質のものであるが，日常臨床でもっとも高頻度に認められることも事実であり，かつ早期の治療開始が予後に関連するといわれ，いたずらに除外診断に時間をかけることは好ましくない．現実的には診断基準を満たす症例では本疾患として治療を開始しつつ，必要に応じて鑑別診断に応じた疾患特異的検査を追加していくこととなる．

突発性難聴の診断の基本は，隣り合う 3 周波数で各 30 dB 以上の難聴が 72 時間以内に生じたことを確かめることである．過去に聴力検査を受けていれば明確であるが，そのような例は少ない．一般には，問診でそれまでの耳疾患の既往や自覚症状，日常会話の支障度や電話の使用状況などを確認し，純音聴力検査の左右差を踏まえて判断する．

経過は突然に発症するのが特徴で，通常再発はせず，難聴の改善悪化を繰り返すこともない．もし，最初は突発性難聴の診断基準を満たしていたとしても，上記のような通常と異なる臨床経過を示した時には別の疾患の可能性を想定して，再度丁寧に鑑別診断を検討するほうがよい．特に，外リンパ瘻，聴神経腫瘍，前庭水管拡大症，自己免疫性難聴などについて精査が必要となる．

突発性難聴の治療に関して，現時点までにエビデンスの確立した治療法は存在していない．しか

表 2. 突発性難聴 重症度分類

重症度	初診時聴力レベル
Grade 1 : 40 dB 未満	
Grade 2 : 40 dB 以上，60 dB 未満	
Grade 3 : 60 dB 以上，90 dB 未満	
Grade 4 : 90 dB 以上	

注 1　純音聴力検査における 0.25 kHz，0.5 kHz，1 kHz，2 kHz，4 kHz の 5 周波数の閾値の平均とする
注 2　この分類は発症後 2 週間までの症例に適用する
注 3　初診時めまいのあるものでは a を，ないものでは b を付けて区分する
　　（例：Grade 3a，Grade 4b）

（厚生省特定疾患「急性高度難聴調査研究班」，1998 年）
（厚生労働省「難治性聴覚障害に関する調査研究班」，2015 年改定）

し，実臨床としては国内外ともに内耳障害抑制効果を期待してステロイドが標準的に投与されていた[2]．突発性難聴にステロイドの全身投与が有効かというクリニカルクエスチョンは大変重要である．AAO-HNS のガイドラインでは「Option」として患者に提案すべきとされている．急性感音難聴診療の手引きでは，「明確なエビデンスはないが治療の選択肢の一つであり，実施することを提案する」と記載されている．エビデンスレベル I（システマティックレビューあるいは RCT のメタアナリシス），推奨グレード C1（科学的根拠はないが，行うように勧められる）であり，これを超えて推奨される確立された初期治療法はない．

ステロイドの様々な副作用のために全身投与が困難な基礎疾患を有する症例もいる．その際には，鼓室内投与が選択肢となる．急性感音難聴診療の手引きでも，「ステロイド鼓室内投与は全身投与と同等かそれ以上の効果があるため，治療の選択肢の一つとして提案する」とされている．勿論，基礎疾患の診療科との密な連携と副作用の適切なモニタリングが望ましい．また，ステロイド鼓室内投与は全身投与で回復不良であった例のサルベージ治療としても用いられており，発症 20 日以内のサルベージ治療は推奨されている．

その他の治療法の位置づけは必ずしも明確ではない．高気圧酸素療法については発症後 2 週以内であれば，選択肢の一つとして提案できる．プロスタグランジン E_1 製剤について，明確なエビデンスはないが，Grade 3 以上の重症例（表 2）では初期治療にステロイド全身投与と併用で投与し有効である可能性があるとされている．

早期に治療を開始したほうが聴力予後良好であることが知られており，推奨される．いつまでという明確な基準はないが，おおよそ初期治療としては発症 2 週間以内が，ステロイド鼓室内投与によるサルベージ治療としては発症 20 日以内が推奨されており，それを踏まえて可能な限り早期に治療開始するのが適切である．同時に，急性の聴覚障害では早期に受診するように社会に向けた啓発活動も大切になる．

聴力予後は症例により様々である．標準的な治療を行っても，おおよそ 1/3 が治癒，1/3 が部分回復，残りの 1/3 の症例では不変であると報告されており[2]，聴力固定後にはいかなる手を尽くしても改善は期待できない．目の前の症例がどの 1/3 に該当するかはわからないが，研究班の疫学調査[2]から，めまいの随伴，脂質異常症，心疾患，高齢（65 歳以上），治療開始の遅れが予後不良因子とされ，問診でそれらを確認したうえで，患者に説明していくと理解が得られやすいと考える．

2．急性低音障害型感音難聴

突発性難聴とは異なる聴力型，臨床像を呈し，独立した疾患単位として急性低音障害型感音難聴が定義された．この疾患は，急性に難聴が発症し，障害が低音域に限定した感音難聴を示すのが特徴である．診断基準（表 3）に示すとおり，低音域 3 周波数に限局した低下を示し，高音域の聴力は保たれる．聴力検査結果をもとに前述の突発性難聴から区別する．

原因は未だ明らかではないが，メニエール病との類似性，メニエール病に移行する例があるという特徴から病態として内リンパ水腫が想定されて

表 3. 急性低音障害型感音難聴 診断基準

主症状
1. 急性あるいは突発性に耳症状(耳閉塞感,耳鳴,難聴など)が発症
2. 低音障害型感音難聴
3. めまいを伴わない
4. 原因不明
参考事項
1. 難聴(純音聴力検査による聴力レベル)
① 低音域 3 周波数(0.125 kHz,0.25 kHz,0.5 kHz)の聴力レベルの合計が 70 dB 以上
② 高音域 3 周波数(2 kHz,4 kHz,8 kHz)の聴力レベルの合計が 60 dB 以下
2. 蝸牛症状が反復する例がある
3. メニエール病に移行する例がある
4. 軽いめまい感を訴える例がある
5. 時に両側性がある
確　実　例:主症状のすべて,および難聴基準 ①,② を満たすもの
準確実例:主症状のすべて,および難聴基準 ① を満たし,かつ高音域 3 周波数の聴力レベルが健側と同程度のもの

(厚生省特定疾患「急性高度難聴調査研究班」,2000 年)
(厚生労働省「難治性聴覚障害に関する調査研究班」,2017 年改定)

いる.メニエール病と急性低音障害型感音難聴の境界は明瞭ではない.一連の疾患概念という視点で個々の急性難聴症例の随伴症状と経過を現在の診断基準に照らして考えれば,めまいのない初発例は急性低音障害型感音難聴,再発例は急性低音障害型感音難聴の反復とするかメニエール病非定型例(蝸牛型)[3]とするか,いずれの診断基準も満たしており両者の類似性が示唆される.一方,めまいがあれば急性低音障害型感音難聴は否定される.軽いめまい感を訴える症例ではメニエール病に移行する可能性を念頭に置きつつ,経過観察が必要となる.

治療としては,推定病態である内リンパ水腫の改善を目的に浸透圧利尿薬を投与するのが一般的である.また,突発性難聴に準じてステロイドが用いられることも多い.突発性難聴と異なり,反復する例や難聴が進行する例があることを念頭に置き,経過観察する.

3. 外リンパ瘻

内耳迷路骨包(骨迷路)の中に膜迷路が存在する.膜迷路の中は内リンパで満たされており,膜迷路と骨迷路の間は外リンパが満たしている.これらのリンパ腔の恒常性は内耳機能に重要であるが,外リンパ瘻では内耳のリンパ腔に瘻孔が生じ,外リンパが漏出し,内耳の生理機能を傷害することで発症する.

症状は難聴,耳鳴,耳閉感,めまい,平衡障害など訴えは様々で,難聴の時間経過も突発性,変動性,進行性など多彩である.比較的,特徴的な症状・所見として,pop 音や流水様耳鳴あるいは瘻孔症状が知られているが,臨床の場では必ずしも感度は高くなく,診断基準(表4)でも C. 参考としての位置づけである.症状・経過が多彩であることから,どのような時間経過の聴覚・平衡覚障害についても鑑別診断の一つとして外リンパ瘻を想起し,診断基準の A. にある原因・誘因としての中耳および内耳疾患の既往や合併,圧外傷を示唆するエピソードを問診で確認する.確定診断には,顕微鏡あるいは内視鏡を用い瘻孔を確認するか,あるいは中耳から外リンパ特異的タンパク(cochlin-tomoprotein:CTP)を検出する.いずれかを認めれば確実例と診断できる.

治療に関して,手術・奇形・外傷などによる外リンパ瘻の場合には原因に応じた手術を提案することが推奨されている.圧外傷で生じた外リンパ瘻では,基本的に瘻孔部位は前庭窓か蝸牛窓であるため,術野で瘻孔を確認し,筋膜,結合組織,脂肪,ゼラチン製剤,フィブリン糊などを用いて閉鎖してくる.明らかな原因・誘因がない例では自然閉鎖も十分期待できる.1 週間程度の期間,30° 頭部挙上,ベッド上安静,鼻かみや力みなどを禁止し,保存的に経過をみる.排便時の力みを抑えるための緩下剤投与や,内耳障害軽減を期待してステロイドの投与などが行われる.

表 4. 外リンパ瘻 診断基準

A. 症 状
下記項目の外リンパ瘻の原因や誘因があり,難聴,耳鳴,耳閉塞感,めまい,平衡障害などが生じたもの.
(1) 中耳および内耳疾患(外傷,真珠腫,腫瘍,奇形,半規管裂隙症候群など)の既往または合併,中耳または内耳手術など.
(2) 外因性の圧外傷(爆風,ダイビング,飛行機搭乗など)
(3) 内因性の圧外傷(はなかみ,くしゃみ,重量物運搬,力みなど)
B. 検査所見
(1) 顕微鏡検査・内視鏡検査
顕微鏡,内視鏡などにより中耳と内耳の間に瘻孔を確認できたもの.瘻孔は蝸牛窓,前庭窓,骨折部,microfissure,奇形,炎症などによる骨迷路破壊部などに生じる.
(2) 生化学的検査
中耳から外リンパ特異的蛋白が検出できたもの.
C. 参 考
(1) 外リンパ特異的蛋白 Cochlin-tomoprotein(CTP)の検出法
シリンジで中耳に 0.3 mL の生理食塩水を入れ,3 回出し入れし,中耳洗浄液を回収する.
ポリクローナル抗体による ELISA 法で蛋白を検出する.カットオフ値は以下の通りである.
0.8 ng/mL 以上が陽性,0.4 以上 0.8 ng/mL 未満が中間値,0.4 ng/mL 未満が陰性
(2) 明らかな原因,誘因がない例(idiopathic)がある.
(3) 下記の症候や検査所見が認められる場合がある.
1.「水の流れるような耳鳴」または「水の流れる感じ」がある.
2. 発症時にパチッなどという膜が破れるような音(pop 音)を伴う.
3. 外耳,中耳の加圧または減圧でめまいを訴える.または眼振を認める.
4. 画像上,迷路気腫,骨迷路の瘻孔など外リンパ瘻を示唆する所見を認める.
5. 難聴,耳鳴,耳閉塞感の経過は急性,進行性,変動性,再発性などである.
6. 聴覚異常を訴えずめまい・平衡障害が主訴の場合がある.
D. 鑑別除外診断
他の原因が明らかな難聴,めまい疾患(ウイルス性難聴,遺伝性難聴,聴神経腫瘍など)
E. 外リンパ瘻の診断
A の臨床症状のみを認める場合は疑い例とする.
A の臨床症状があり,さらに B の検査所見のうちいずれかを認めれば確実例とする.

注:Gusher のように明らかに内耳からの髄液漏もあることから,外リンパ瘻の漏出液は髄液である可能性もあり,今後,中耳洗浄液の髄液漏診断マーカー測定によって新知見が得られる可能性がある.

(厚生省特定疾患「急性高度難聴調査研究班」,2000 年)
(厚生労働省「難治性聴覚障害に関する調査研究班」,2016 年改定)

4.ムンプス難聴

ムンプス難聴は流行性耳下腺炎罹患後に認められる合併症の一つである.2~3 週の潜伏期の後,唾液腺の腫脹・疼痛と発熱で発症し,通常 1~2 週で軽快する.注意すべきは合併症で,無菌性髄膜炎が 1~15%,精巣炎 20~40%,卵巣炎 5%程度と報告されている.また,耳下腺腫脹発現前後に急性高度感音難聴を認めることがあり,ムンプス難聴と呼ばれる.ムンプス難聴の合併頻度は過去には 20,000 人に 1 人程度といわれていたが,近年,1,000 人に 1 人程度とする報告[4]があり注意を要する.

耳下腺腫脹などのムンプスの症状と難聴発症の時期がほぼ一致(唾液腺腫脹出現 4 日前~出現後 18 日以内)するときには診断は比較的容易であ

る.ただし,ムンプスには不顕性感染があり,かつ耳下腺腫脹や発熱などの一般的な臨床症状の強さと聴覚障害の有無は相関するものではない.典型的な症状が明らかでない場合にも聴覚障害は起こり得ることを念頭に置く.家族・友人などにムンプス罹患者がいなかったか,接触歴を確認する.若年者の急性感音難聴では突発性難聴は比較的稀であることから,積極的に(難聴発症 3 か月以内に)血清学的検査(ムンプス IgM 抗体検査)を行い,診断を確実にするのがよい.

ムンプス難聴は一般に高度~重度難聴である.治療は突発性難聴に準じて行われるが,改善率は極めて低い[5].このことは,診断時に患者・家族に適切に説明されることが望ましい.両側重度難聴をきたした症例では人工内耳の適応が考慮され

表 5. 音響性聴器障害の分類

分　類	負荷音響レベル	原因となる音	暴露時間
急性音響性聴器障害（広義の音響外傷）			
（狭義の）音響外傷	130 dB（A）～	銃火器，爆発など	瞬間的
（その他の）急性音響性難聴	100～120 dB（A）	コンサートなど	数分～数時間
慢性音響性聴器障害			
職業性騒音性難聴	85 dB（A）～	職業性騒音	5～15 年以上
非職業性騒音性難聴	不明	音楽など	不明

（文献 8 より）

る．日本では，ムンプスワクチンの接種率が世界的にみても低いことが今後の課題である．

5．急性音響性聴器障害（表 5）

一定レベルを超える大きな音は聴覚障害をきたす．難聴に至る時間経過から急性と慢性に分けられ，音の大きさと曝露時間が異なる．急性はさらに，音響外傷と急性音響性難聴に分けられる．音響外傷は，銃火器の発射音などの極めて強大な音（130 dB（A）以上）によって外有毛細胞を中心に物理的に障害され，瞬間的に聴覚障害が起こるものである．一方，急性音響性難聴は，ロックコンサートのように強大な音（100～120 dB（A））に数分～数時間曝露された後に生じるもので，過剰な音刺激により産生された活性酸素などによる細胞障害が原因である．

音響性であるとの診断は強大音曝露と難聴発症の時間経過から容易である．原因となった曝露音の種類や受傷時の状況を問診で詳しく確認し，音響外傷と急性音響性難聴を区別する．音響外傷の中には爆風による鼓膜穿孔を合併，あるいは圧外傷による外リンパ瘻を合併する可能性もあり，注意が必要である．難聴のレベルならびに聴力型は症例によって様々で，左右差があることも少なくない．dip 型から聾型まであらゆる聴力像が生じ得るので，必要時には 3 kHz や 6 kHz の中間周波数も含めて丁寧な純音聴力検査を行うとよい．

治療について明らかなエビデンスは示されていない．ただし，他に代替となる有効な治療法はなく，突発性難聴に準じてステロイドを中心に行うのが標準である．音響外傷では治療を行っても聴力予後が不良であることが多いので，回復の可能性が低いことを治療前に説明する．急性音響性難聴では回復の可能性が期待され[6]，可能な限り早期に治療開始が望ましいと考えられる．また，そのような強大音はある程度本人が予測可能なことが多い．曝露を避ける，あるいは聴覚保護具（耳栓など）を使うなど，繰り返さないための予防教育も重要である．

6．聴神経腫瘍

急性感音難聴診療の手引き 2018 年版には取り上げられていないが，聴神経腫瘍も症例によっては急性の聴覚障害を呈することがある．腫瘍による内耳血流への圧迫などがメカニズムとして考えられている．

様々な経過の聴覚障害をきたし得るため，どのような症例でも鑑別診断の一つに聴神経腫瘍を挙げておくことが望ましい．最終的に否定することができない場合には，単純 MRI の heavy T2 image で確定診断できる．

聴神経腫瘍の有無によらず，急性感音難聴に対しては突発性難聴に準じた治療をまず行うのが妥当である．聴神経腫瘍自体の治療は手術，放射線治療，経過観察の 3 つの選択肢を提示して，腫瘍の大きさ，脳幹への圧迫，全身状態，有効聴力の有無，本人の希望などをもとに時間をかけて相談し，総合的に判断する．

伝音難聴を正しく除外する

ここまで感音難聴について述べてきた．診療の中では，当然，伝音難聴の可能性も忘れてはならない．難聴の診断では鼓膜所見は必須の情報となる．たとえば，耳垢栓塞でも急性聴覚障害は起こり得る．耳鼻咽喉科専門医であっても鼓膜所見をとるのが容易でない症例があることは否定できないが，顕微鏡やファイバースコープなども積極的に利用して丁寧に観察することが望ましい．

急性難聴症例が，感音難聴であるか，伝音難聴あるいは混合性難聴であるかは大きな診断の分かれ目であり，その根拠となる正確な純音聴力検査における気導・骨導聴力評価の重要性はどれほど強調しても強調しすぎることはない．純音聴力検査は医師が自ら行う機会は必ずしも多くはなく，臨床検査技師などのスタッフに依頼することが多いのではないかと思料されるが，日頃からの検査手技の指導，監督にも留意されたい．信頼性の高い検査結果の意義は極めて大きい．しかし，純音聴力検査は付随するマスキングの考え方や手技を含めて，決して容易な検査ではない．もし，検査手技に不安があるときには，日本聴覚医学会が聴力測定技術講習会[7]を毎年実施しているので活用されたい．

まとめ

急性聴覚障害の鑑別診断のポイントと治療戦略，留意点について述べた．同じ症候であっても，その発症メカニズムは疾患によって様々で，しかも突発性難聴のように原因の明らかでないものも含まれる．フロー図を手元に置き，広く鑑別診断を想定し，丁寧に診断・治療を進めていくことが望まれる．

参考資料

1) 一般社団法人日本聴覚医学会：急性感音難聴診療の手引き 2018 年版．金原出版, 2018.
Summary All Japan の研究体制のもと，全国から症例を集積しまとめられた．急性感音難聴の診断の流れなどを明示する総論，代表疾患について記述された各論およびシステマティックレビューから構成される．

2) Kitoh R, Nishio SY, Ogawa K, et al：Nationwide epidemiological survey of idiopathic sudden sensorineural hearing loss in Japan. Acta Otolaryngol, **137**（Suppl 565）：S8-S16, 2017.

3) メニエール病・遅発性内リンパ水腫診療ガイドライン 2020 年版．Minds ガイドラインライブラリ，2020．https://minds.jcqhc.or.jp/n/med/4/med0438/G0001214/0023（2022 年 11 月 18 日確認）

4) Hashimoto H, Fujioka M, Kinumaki H：An office-based prospective study of deafness in Mumps. Pediatr Infect Dis J, **28**：173-175, 2009.

5) Morita S, Fujiwara K, Fukuda A, et al：The clinical features and prognosis of mumps-associated hearing loss：a retrospective, multi-institutional investigation in Japan. Acta Otolaryngol, **137**（Suppl 565）：S44-S47, 2017.

6) Wada T, Sano H, Nishio SY, et al：Differences between acoustic trauma and other types of acute noise-induced hearing loss in terms of treatment and hearing prognosis. Acta Otolaryngol, **137**（Suppl 565）：S48-S52, 2017.

7) 一般社団法人日本聴覚医学会：2023 年度聴力測定技術講習会．https://audiology-japan.jp/koushuukai/（2022 年 11 月 18 日確認）
Summary 日本聴覚医学会の主催で毎年開催される講習会で，一般（初級者向け），中級，補聴器講習会，聴覚医学・医師講習会の 4 部門で開催される．検査に関する知識，技術の向上が図れる．

8) 一般社団法人日本耳鼻咽喉科学会産業・環境保健委員会：騒音性難聴に関わるすべての人のための Q & A　第 2 版, 2018 年．https://ibarakis.johas.go.jp/info_document/oh/nancho（2022 年 11 月 18 日確認）

MB ENT, 284：55-63, 2023

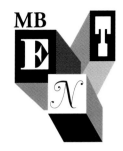

◆特集・みみを診る─鑑別診断のポイントと治療戦略─

慢性の聴覚障害

櫻井結華*1　茂木雅臣*2

Abstract　慢性の聴覚障害の原因は様々である．慢性中耳炎や急性感音難聴などの後遺症，先天性や若年発症型の遺伝性難聴，騒音や薬剤性によるものなど多岐にわたる．診断のポイントは症状の発症時期や経過など問診を詳細にとること，必要な聴覚検査や画像検査を組み合わせて診断することである．日常生活に支障がある場合，補聴器や人工聴覚器を検討する．補聴器は補聴器相談医による適切なマネージメントが重要である．補聴器が有効でない場合には，人工聴覚器の適応を検討する．近年，人工聴覚器は人工内耳の他に，VSB，Baha®，BONEBRIDGE® という伝音・混合性難聴に適応があるデバイスの普及も進み，患者に色々な選択肢を提示することができるようになった．高齢化社会が進むなか，慢性の聴覚障害保有率の上昇は必然であり，補聴に関するマネージメントは耳鼻咽喉科医の重要な責務の一つである．

Key words　慢性難聴(chronic hearing loss)，加齢性難聴(presbycusis)，騒音性難聴(noise-induced hearing loss)，補聴器(hearing aid)，骨導補聴器(bone conductive hearing aid)

はじめに

　慢性の聴覚障害の原因は多岐にわたり，治療可能なもの，不可逆的なものがある．社会的な問題として加齢性難聴の患者数は超高齢社会において増加必須である．また，壮年期の難聴は認知症のもっとも大きな危険因子としても注目されており[1]，長寿社会における健康寿命とのかかわりも大きい．本稿では主に成人における慢性の聴覚障害について触れる．

慢性の聴覚障害の診断について

1．初診から診断まで（図1）

1）病歴聴取

(1) 発症時期：急性か慢性か？

　急性に発症した難聴の治療のタイミングを逃さないようにする．いつ頃から難聴を自覚したのか，進行性なのか，変化は急激なのか緩徐なのか，

変動性なのかを確認する．

(2) 難聴発症の原因について

　次に慢性の難聴の原因となり得る経歴があるかを聞く．主な問診事項を挙げる．

① 年齢との関係

　発症時期がおおよそ50歳以上で他に難聴の原因がなく，両側対称性の感音難聴であれば加齢性難聴を考える．幼少期や青年期からの難聴に関しては遺伝性や各種耳疾患を念頭に問診を行う．

② 耳疾患の既往

　慢性中耳炎，真珠腫性中耳炎，耳硬化症・鼓室硬化症，好酸球性中耳炎，ANCA関連血管炎性中耳炎(OMAAV)，突発性難聴，聴神経腫瘍，脳表ヘモジデリン沈着症，などの難聴を呈する疾患罹患歴を確認する．

③ 職　歴

　職場の騒音の状況を聴取し，騒音性難聴の可能性を考慮する．

*1 Sakurai Yuika，〒105-8461　東京都港区西新橋3-25-8　東京慈恵会医科大学耳鼻咽喉科学教室，教授
*2 Motegi Masaomi，〒371-8511　群馬県前橋市昭和町3-39-15　群馬大学耳鼻咽喉科・頭頸部外科学，准教授

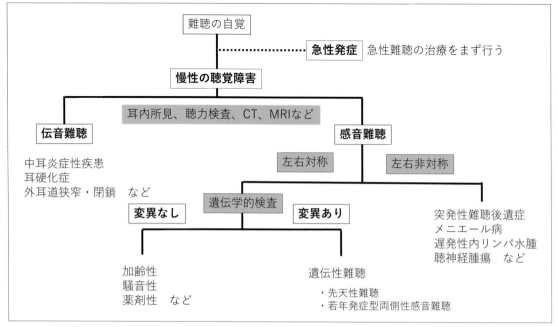

図 1. 慢性の聴覚障害の診断

④ 耳毒性のある薬剤の服用歴

患者に「耳毒性のある薬を使ったことがありますか？」と聞いても，思ったような回答が得られないことも多い．正確に聴取できていないと感じた場合は既往歴から類推するとよい．耳毒性のある薬剤の代表的なものは，白金製剤，アミノグリコシド系抗菌薬，ループ利尿薬，サリチル酸製剤，抗マラリア薬などであるので，結核，悪性腫瘍，髄膜炎や心内膜炎などの重症感染症，マラリアなどの既往歴があるか確認する．

⑤ 家族歴

遺伝性難聴の可能性を考慮し家族歴を聴取する．特に，50 歳未満で両側対称性の感音難聴の場合，先天性難聴，若年発症型両側性感音難聴を鑑別疾患として念頭に置く．とはいえ，遺伝性難聴は非症候群性かつ潜性遺伝（劣性遺伝）が多いため，家族歴からは判断できないことも多い．したがって，遺伝性難聴の経過や聴力像の特徴を知っておくと診断に役立つ．

⑥ その他

慢性聴覚障害が起こる可能性のある疾患として，自己免疫性難聴[2)3)]，ファブリー病などの先天性代謝疾患[4)5)]などが挙げられる．

2）診断のための検査

① 身体診察

外耳・中耳疾患，顎顔面奇形などを確認する．

② 聴力検査

純音聴力検査，ティンパノメトリー，耳小骨筋反射などを行い，難聴の程度，感音難聴か伝音難聴か混合性難聴かの診断を行う．

気骨導差が小さい場合は，感音難聴なのか伝音難聴なのか判断に迷うこともある．外来診療の場で簡易的に鑑別が行える検査として音叉によるWeber 試験があり，簡便ながら診断の助けとなる．耳小骨筋反射の所見と組み合わせての総合的な判断も有効である．アブミ骨筋反射は伝音障害であれば比較的軽い難聴の時期から抑制されるが，アブミ骨筋反射が陽性であれば，むしろ感音難聴を疑うべきである．

また，慢性聴覚障害の中に機能性難聴が含まれる場合があるので，診察室での様子と待合室での様子が異なっていたり，受け答えと純音聴力閾値の間に相違がありそうだと感じたら，積極的に耳音響放射や聴性脳幹反応などの他覚的聴力検査を組み合わせる．

③ 画像検査

原因検索としてCTやMRIなどの画像検査を実施し，外耳・中耳疾患，内耳奇形，聴神経腫瘍，中枢病変を検索する．

④ 遺伝子検査

各種ガイドラインや倫理指針を担当医が熟知したうえで，遺伝子検査を考慮する．家族歴，聴力像，聴力経過から遺伝性難聴が疑われる旨を説明し，遺伝学的検査の利点（変異がわかった場合，将来的な聴力経過が予測できる，ミトコンドリア1555変異など難聴を増悪させ得る因子がわかる場合があるなど）と，遺伝学的変異が判明した場合の影響（配偶者への説明や次世代へ遺伝する可能性などの心理的負担，将来的に生命保険などへの加入に制限がでる可能性など）について十分に説明を行ったうえで，検査の希望があるかを尋ね，希望された場合に当該検査の実施を検討する．保険診療の範囲で先天性難聴，若年発症型両側性感音難聴の遺伝子解析を血液検体にて依頼できる．

⑤ その他

必要に応じ，血液検査（全身疾患，自己免疫性疾患など），心理学的検査（認知症，機能性難聴など）などを追加する．

主な原因疾患

1．外耳・中耳疾患

慢性中耳炎，真珠腫性中耳炎，耳硬化症・鼓室硬化症，好酸球性中耳炎，ANCA関連血管炎性中耳炎（OMAAV）などは，慢性の聴覚障害の原因となるが，本号の他稿（外耳，中耳，側頭頭蓋底）にエキスパートの先生方による解説があるので，ここでは詳細は割愛させていただく．

2．加齢性難聴

総務省統計局人口推計によると，本邦の総人口は減少する一方で，65歳以上の人口は増加しており，2022年4月時点で総人口の約29.0％を占めている．今後も高齢者の割合の増加は間違いなく，それに伴って加齢性難聴症例も増加することは必至で，難聴が社会生活に与える影響と介入について近年注目が集まってきている．加齢性難聴は，おおむね50歳以上で発症する両側対称性の感音難聴で，主に高音域から障害が始まる．問診，聴力像，他疾患の除外により診断される．聴力レベルから推測されるよりも語音聴取能の低下が目立つことも多く，メカニズムとして蝸牛内酸化ストレス，中枢聴覚機能および認知機能低下が知られている[6]．これらの因子への予防対策が老人性難聴軽減や発症遅延に役立つと考えられている．たとえば，蝸牛内酸化ストレス予防に関しては強大音曝露機会を若年のうちから減らすこと，動脈硬化を予防するという観点からは各種成人病予防が効果的であると考えられる．また，中枢聴覚機能と認知機能に関し，聴覚リハビリテーションも老人性難聴軽減や発症遅延に有効である可能性が報告されている[7]．日常生活に支障がある場合は，補聴器装用が第一選択となる．

3．騒音性難聴

騒音性難聴とは，ある一定以上の音圧の環境に長期的に晒されることで生じた難聴のことである．主に職場環境が影響していることが多い．本邦における「騒音障害防止のためのガイドライン」（平成4年10月1日基発第546号）では，米国立労働安全衛生研究所（NIOSH）の提唱と同音圧レベルである85 dB（A）を基準ラインに定めている．人間が生み出した騒音という環境が起こす難聴を増やさないためにも，音環境について社会的に取り組む必要があり，日本耳鼻咽喉科頭頸部外科学会ホームページでもこれらの情報が紹介されている．

4．メニエール病，遅発性内リンパ水腫

これらの疾患は病状が進行すると慢性の聴覚障害を呈する．本号他稿（急性の聴覚障害，平衡障害）にエキスパートの先生方による解説があるので，詳細は割愛させていただく．

5．遺伝性難聴

聴力像や経過，患者背景から本病態を想起できるかが診断のポイントである．様々な聴力像があ

るが，おおむね左右対称性のことが多い．幼少期から健診で異常を指摘されていたり，補聴器を使用していたなどの経歴があれば先天性難聴を，30代頃から両側の感音難聴が徐々に進行しているという場合には，若年発症型両側性感音難聴の可能性を考える．本邦では，日本人難聴患者に多くみられる遺伝子変異の解析として「先天性難聴の遺伝子解析（3880 点）」と「若年発症型両側性感音難聴の遺伝子解析（8000 点）」があり保険点数が異なる（記載保険点数は 2022 年 10 月現在）．遺伝学的検査の実施にあたっては，検査の利点と遺伝学的異常が判明した場合の影響について患者に十分に説明を行ったうえで検査を行う．また，個人情報保護委員会・厚生労働省「医療・介護関係事業者における個人情報の適切な取扱いのためのガイダンス」および関係学会による「医療における遺伝学的検査・診断に関するガイドライン」にそうことが求められる．すなわち，遺伝情報は生涯変化せず，当人だけでなく発症していない血縁者にも関係する情報であり，不適切に扱われた場合には被検者および被検者の血縁者に社会的不利益がもたらされる可能性があることを踏まえ，検査にあたっては厳密な個人情報保護と，必要に応じて遺伝カウンセリングを行うことが求められる．

6．薬剤性難聴

治療上の必要性から投与された薬剤であるが，その副作用として聴覚障害が出現することがある．代表的なものに，白金製剤，アミノグリコシド系抗菌薬，ループ利尿薬，サリチル酸製剤，などが挙げられる．白金製剤による難聴の発症は投与量に依存する[8]．初期は高音域の閾値上昇を認めるが，投与量の増加によりその他の音域にも閾値上昇が認められるようになる．通常は両側対称性の不可逆的な障害である．アミノグリコシド系抗菌薬による難聴は主に外有毛細胞障害によるとされている[9]．治療終了後に遅れて難聴が出現する症例や，治療終了後も難聴が増悪する例もあることが知られている．ミトコンドリア遺伝子変異（1555A＞G）症例はアミノグリコシド系抗菌薬で

難聴を起こすことが知られており[10]，遺伝子検査を行うことで予防的アドバイスが可能となった．

7．全身疾患に伴う難聴

全身疾患により生じる難聴がある．先天性風疹症候群や先天性サイトメガロウイルス感染症は難聴を起こし得る．先天性代謝疾患に関しても，ファブリー病，ムコ多糖症などで難聴が生じることが知られている[4][5]．ミトコンドリア病の一症状として感音難聴があり[11]，自己免疫性難聴やVogt-小柳-原田氏病，Cogan 症候群，高安動脈炎などの全身性自己免疫性疾患でも難聴が生じ得る[3]．

8．その他

聴神経腫瘍による難聴は見逃されやすい．純音聴力閾値の左右差に着目した場合，MRI 撮影を行うかどうかの基準がある．①2つ以上の連続する周波数における 10 dB 以上の左右差，② 一つの周波数における 15 dB 以上の左右差，③ 3000 Hz における 15 dB 以上の左右差（もっとも診断精度が高い）のいずれかがみられる場合に MRI 撮影によるスクリーニングを行うべきであると提唱されている[12]．その他に，突発性難聴などの急性感音難聴の後遺症，auditory neuropathy，脳表へモジデリン沈着症など，さらに機能性難聴，聴覚過敏なども慢性の聴覚障害の一種と考えることができる．

慢性の聴覚障害の治療戦略

1．基本的な考え方

薬物治療，手術療法により難聴の改善が期待できる場合は，それらをまず検討する．難聴が改善しない場合には，補聴器による補聴が第一選択となる．補聴器の装用効果が不十分かつ満足度も低い場合，または装用自体が不可能である場合は，聴力閾値などを検討したうえで，軟骨伝導補聴器や骨導インプラント，人工中耳，人工内耳の適応を検討する．以下に，それぞれについての考え方を述べる．

2．補聴器

慢性の難聴のために日常生活に支障がある場

合，非侵襲的方法としてまずは気導補聴器を試す．決して安価ではなく，常時耳へ装用していなければいけない不快感や，音が今までと違って聞こえ慣れるまでわずらわしく感じる，などのネガティブな印象から，最初は消極的になる患者も少なくない．しかし，一方で補聴器を有効に活用できれば，周囲とのコミュニケーションが取りやすくなり自身のストレスも減る．補聴によるメリットは多いのだということを患者に理解してもらうよう努め，まずは一定期間の試聴に加え，継続した調整を勧める．

費用に関しては，身体障害者福祉法聴覚障害に該当するのであれば，障害の申請と補装具支給意見書作成について説明し，患者の費用負担が減るように支援する．聴覚障害に該当しない症例に関しては，小児症例であれば軽度・中等度難聴児に対する補聴器購入費用助成制度が利用できる場合が多いが地域により相違がある[13]．最近は，居住地の自治体が独自に高齢者への補聴器購入費用助成を行っているところもある（例：東京都港区）．助成制度の他に患者へ情報提供すべき事項として，税の医療費控除に関する情報がある．手続きには補聴器相談医の作成した「補聴器適合に関する診療情報提供書（2018）」が必要である．

従来の補聴器に加え，近年は軟骨伝導補聴器や皮膚貼付型アダプターを介して使用する骨導補聴器（ADHEAR®）も発売され，機種の選択肢が増えている．軟骨伝導補聴器は先天性外耳道閉鎖・狭窄に対し有効な補聴手段として，急速に普及している．成人の伝音難聴や混合性難聴の選択肢の一つとしても有効で，特に耳漏が続くなど気導補聴器が装用しにくい症例では適応を検討するとよい．従来の骨導補聴器より軽量で小型であるが，一方で振動子の接着方法については若干の工夫が必要である．

骨導補聴器に関しては，従来から眼鏡型やカチューシャ型が用いられてきたが，大型で，かつ振動子を強く皮膚に押し当てないと骨伝導の効率が落ちるなど審美性や装用感の点で問題があっ

た．ADHEAR®は，テープで本体を耳後部に貼るだけで簡便に使用でき，比較的長い毛髪であれば隠れるほどのサイズである．頭部を締め付けなくても音を伝播でき，装用感もよい．ただ，アダプターの貼剝を繰り返すため，皮膚がデリケートであると使用が難しいという欠点もある．植え込み型骨導補聴器と比べると，皮膚での減衰が避けられないため骨への伝播は大きくないが，骨導閾値がほぼ正常である症例ではよい選択肢である．その他に，無線式補聴援助装置やスマートフォンとの連動など，補聴器に付加する機能も進化してきている．

適切な補聴器装用のためには，上記に加えて患者周囲の人々への啓発もポイントとなる．可能な範囲で同居者や日常的に接する方にも診療に同席してもらい，聞き取りやすい音環境や話し方についての説明を行うことで，難聴に関する周囲の理解を深め，補聴器装用者をサポートする．難聴を放置するとコミュニティでのコミュニケーションに難渋し，結果的に疎外感や孤独感を感じて社会参加に消極的になることが危惧される．補聴器の適切な導入と指導は耳鼻咽喉科頭頸部外科医の重要な役目である．

3．人工聴覚器
1）高度感音難聴―人工内耳―
成人に対する人工内耳は，本邦では1994年に保険適用となり，それから約30年が経った現在，両側高度～重度難聴への標準的治療法として実施されている．現在の成人の適応基準は「裸耳での聴力検査で平均聴力レベル（500 Hz，1000 Hz，2000 Hz）が90 dB以上の重度感音難聴または，平均聴力レベルが70 dB以上，90 dB未満で，なおかつ適切な補聴器装用を行ったうえで，装用下の最高語音明瞭度が50％以下の高度感音難聴」となり，初期と比べ適応の幅が広がった．その分，補聴器がよいのか，人工内耳を勧めるべきなのか，特に平均聴力レベルが70 dBラインの高度感音難聴症例での選択について迷う場面がしばしばある．鈴木ら[14]は，高度難聴例のうち人工内耳を希望した

例は非良聴耳が重度難聴で補聴器などでも十分な聞こえが得られない症例であったとし，またそれらの症例の人工内耳装用時は補聴器装用時よりも語音明瞭度が改善したことを報告している．

機器の最近の進歩としては，体外装置の小型化（RONDO® メドエルジャパン社，KANSO® 日本コクレア社など），体内装置のMRI対応の進歩（包帯での頭部固定が不要な機種など），体内装置の薄型化，残聴温存，雑音下での聴取能改善のための方策などが挙げられる．

2）伝音難聴，混合性難聴
① 人工中耳（Vibrant Soundbridge®（VSB））

伝音・混合性難聴を適応として欧州で2007年にCEマークを取得，本邦では2016年に保険収載となった．慢性中耳炎などで聴力改善手術を行ったのちも難聴が残存し，補聴器がうまく適合しない症例や，中耳の解剖には大きな異常がない外耳道閉鎖・狭窄症などが対象となる．適応は「1. 植込側耳が伝音難聴または混合性難聴．2. 植込側耳における純音による骨導聴力閾値の上限が500 Hz 45 dB，1000 Hz 50 dB，2000 Hz，4000 Hz 65 dB．ただし気導聴力は問わない．3. 既存の治療を行っても改善困難な難聴があり，気導補聴器および骨導補聴器が装用できない明らかな理由があるか，もしくは最善の気導補聴器または骨導補聴器を選択・調整するも適合不十分と判断できる場合」である．気導補聴器と比較して音質のよさ，雑音下聴取能の改善に期待ができるため，気導補聴器装用が可能だが音質に満足できていないなどの不適合例も適応と考えている．さらに，骨導インプラントと比較して，ハウリングがないこと，中・高音域の骨導閾値の適応が広いことも利点である．手術では，振動子（FMT）を正円窓，またはアブミ骨・卵円窓にカプラを介して連結させる．注意すべき点として，中耳炎の活動性を制御できない例や中外耳奇形が強い例では植え込みできないこと，植え込みにあたり高度感音難聴のリスクがあること，FMTのmiscouplingが起き得ることである．骨導インプラントも同様であるが，加齢変化

に伴い骨導閾値が上昇していくにつれVSBの有効性が低下する可能性を，特に高齢の患者にはあらかじめ伝えておく．

② 骨導インプラント（Baha®，BONEBRIDGE®）

Baha®，BONEBRIDGE® の両者ともに，骨導値が一定以上残存している伝音または混合性難聴が適応となる．主に，気導補聴器が装用できない外耳道閉鎖・狭窄例で骨導閾値が比較的保たれている例などがよい適応になる．VSBと比較しての利点は，同時に対側の内耳も刺激できることと手術において内耳障害のリスクがないことである．

骨導インプラントは振動子が体外にあるか体内にあるかで，二種類に分かれる．Baha® は，振動子が体外部に付く受動型骨導インプラントである．頭蓋骨に埋め込んだ骨導端子・接合子に着脱式のサウンドプロセッサを装着する．皮膚での減衰がなく内耳に振動エネルギーを伝播できるため，安定したクリアで自然な音が得られる．術前に経皮的にサウンドプロセッサを乳突部に当てることで音質を体感することもできる．患者に術後の聞こえをイメージしてもらえ，また術後効果の予測もできることはVSBにはないメリットである．欠点としては，骨導端子が皮膚貫通型であるため，骨導端子周囲の皮膚反応が問題となる．

BONEBRIDGE® は，振動子が完全に体内に埋め込まれる能動型骨導インプラントである．人工内耳と同様，サウンドプロセッサを磁石により装着できる．Baha® と比較した場合，皮膚表面に骨導端子が出ないため創部清掃が不要であり，審美面でも優れることが利点である．Baha® は両側難聴のみが適応となる一方で，日本耳科学会が定めた適応基準には，BONEBRIDGE® に関しては非植え込み耳の特性に関する記載はない．一方で，インプラントが比較的大きいために，開放乳突腔となっている術後耳など側頭骨の骨の厚みが確保できない例では植え込み自体が難しい．また，Baha® と比較した場合，適応となる骨導閾値の範囲がやや狭いこととMRI撮影時にインプラント周囲の信号欠損範囲がかなり広くなってしまう点

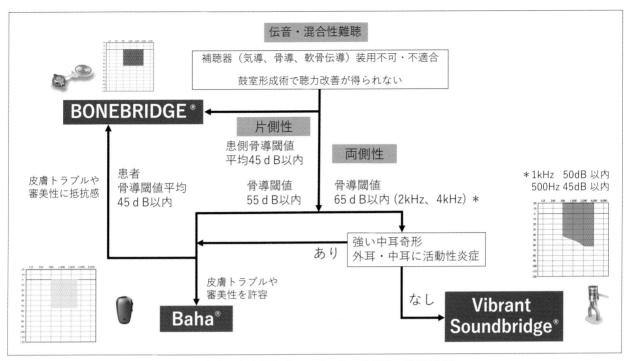

図 2. 伝音・混合性難聴における人工聴覚器の選択(私案)

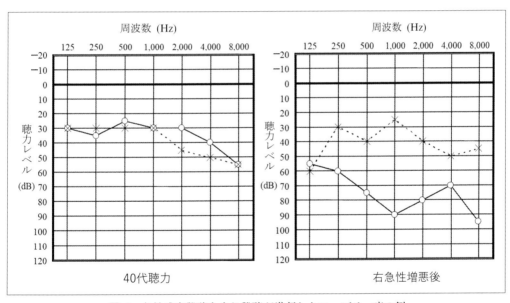

図 3. 急性感音難聴を生じ難聴が進行したファブリー病の例

に留意する必要がある．図2に人工聴覚器の適応アルゴリズムの私案を示した．

症例提示

1. 先天性代謝障害の症例(ファブリー病)(図3)

ファブリー病では経過中の聴力の急性増悪により慢性の高度難聴を呈することがある．

2. 慢性難聴を呈する聴神経腫瘍症例(図4)

両側の難聴を主訴に受診した60代男性．10年前に左突発性難聴に罹患．その後，右聴力も年月とともに徐々に悪化していた．MRI未実施だったため施行したところ右聴神経腫瘍の診断となった．原因が明らかでない難聴にはMRIを実施すべきである．

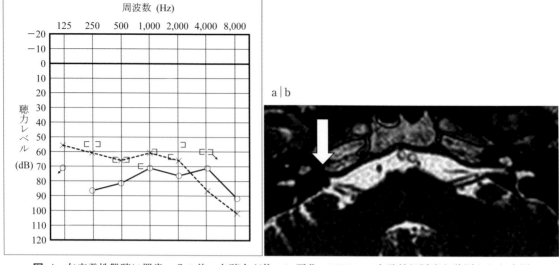

図 4. 左突発性難聴に罹患．その後，右聴力が徐々に悪化．MRI にて右聴神経腫瘍と診断された症例
a：右耳は徐々に難聴が進行．左耳は 10 年前に突発性難聴
b：右内耳道内に腫瘍影を認める（矢印）

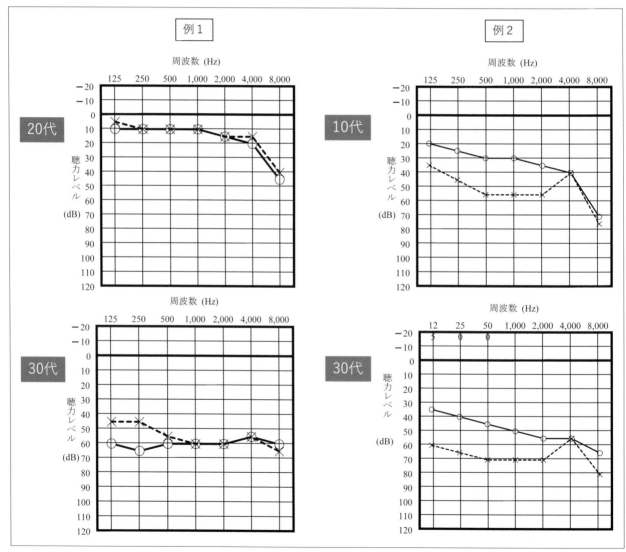

図 5. ミトコンドリア病の聴力像例

3．ミトコンドリア病の聴力像(図5)

様々な臓器障害を起こすミトコンドリア病では経過中に感音難聴を呈し徐々に進行を認めることがある．本疾患の診療では全身症状の進行に注意が向きがちであるが，難聴も QOL を大きく損なう症状であり，対応が後回しとなることがないよう定期的な聴力チェックを行うことが望ましい．

終わりに

慢性の聴覚障害は，潜在的なものも含めるとかなりの数の人々が抱えている可能性が高い．薬物治療や手術治療で根本的な治療に至らなかった例や治療法がない難聴に対し，まずは補聴器を勧める．聴力レベルによっては補聴器では十分な補聴に至らないこともあり，その場合は人工聴覚器を検討する．聴覚障害への適切なマネージメントは耳鼻咽喉科頭頸部外科医の重要な責務である．

文　献

1) Livingston G, Huntley J, Sommerlad A, et al：Dementia prevention, intervention, and care：2020 report of the Lancet Commission. Lancet, **396**(10248)：413-446, 2020.
Summary 認知症に関する 2017 年のレビューが 2020 年にアップデートされ，新たに 3 因子が危険因子として加えられた．難聴に関し，補聴器の使用と過度の騒音曝露から耳を保護することなどが具体的行動として推奨されている．

2) McCabe BF：Autoimmune sensorineural hearing loss. Ann Otol Rhinol Laryngol, **88**：585-589, 1979.

3) 柿木章伸：自己免疫性難聴. JOHNS, **36**(1)：53-56, 2020.

4) 小林正久：先天代謝異常症　耳鼻咽喉科とのかかわり. 耳展, **65**(2)：79-83, 2022.
Summary 先天代謝異常症で耳鼻咽喉科と関連深い疾患としてムコ多糖症，ファブリー病が挙げられる．

5) Sakurai Y, Kojima H, Shiwa M, et al：The hearing status in 12 female and 15 male Japanese Fabry patients. Auris Nasus Larynx, **36**(6)：627-632, 2009.

6) Gates GA, Mills JH：Presbycusis. Lancet, **366**：1111-1120, 2005.
Summary 老人性難聴は軽度〜重症度まで様々な聴力像を呈する．中等度以上の未介入な難聴はコミュニケーションに影響を及ぼし，孤立やうつ病の誘因となる可能性がある．

7) Anderson S, White-Schwoch T, Parbery-Clark A, et al：Reversal of age-related neural timing delays with training. Proc Natl Acad Sci USA, **110**(11)：4357-4362, 2013.

8) Breglio AM, Rusheen AE, Shide ED, et al：Cisplatin is retained in the cochlea indefinitely following chemotherapy. Nat Commun, **8**：1654, 2017.

9) 田渕経司：難聴診療 up date. 日耳鼻会報, **125**：8-11, 2022.

10) Usami S, Abe S, Shinkawa H, et al：Sensorineural hearing loss caused by mitochondrial DNA mutations：special reference to the A1555G mutation. J Commun Disord, **31**(5)：423-434, 1998.

11) 宮本俊輔，佐野　肇，小野雄一ほか：難聴患者におけるミコトンドリア遺伝子変異の検討. Audiol Jpn, **46**：595-599, 2003.

12) Sweeney AD, Carlson ML, Shepard NT, et al：Congress of neuro- logical surgeons systematic review and evidence- based guidelines on otologic and audiologic screening for patients with vestibular Schwannomas. Neurosurgery, **82**：E29-E31, 2018.

13) 鳴原俊太郎，木村優介：補聴器相談医，認定補聴器技能者と補聴器購入助成制度. JOHNS, **38**：135-138, 2022.

14) 鈴木大介，新田清一：目の前の補聴器の患者にどのようなケースの場合，人工内耳を勧めるか. MB ENT, **248**：71-78, 2020.

MB ENT, 284：64-70, 2023

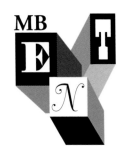

◆特集・みみを診る─鑑別診断のポイントと治療戦略─

急性の平衡障害

山口慎人[*1]　岩﨑真一[*2]

Abstract　急性発症のめまい・平衡障害の原因は様々であり，良性発作性頭位めまい症や前庭神経炎，メニエール病をはじめとする末梢前庭障害に起因するめまいや，小脳・脳幹の出血や梗塞，椎骨脳底動脈循環障害に起因するめまいなど多岐にわたる．これらを正しく鑑別するには，詳細な問診を行うとともに，体平衡の評価や小脳症状の有無などについての神経学的検査，眼振の有無や前庭機能に関する神経耳科学的検査を行い，総合的に判定する必要がある．問診では，めまいの性状や随伴症状，既往歴について尋ねるとともに，めまいの持続時間を知ることは鑑別に重要である．検査では，注視・頭位・頭位変換眼振検査に加えて，小脳機能検査や head impulse test を行い，前庭動眼反射の異常の有無につき，調べるようにする．また，必要に応じて頭部CT，MRI を行い，中枢神経疾患の有無につき，調べておくことが必要である．

Key words　めまい(vertigo)，head impulse test(HIT)，良性発作性頭位めまい症(benign paroxysmal positional vertigo：BPPV)，前庭神経炎(vestibular neuritis)，前庭性発作症(vestibular paroxysmia)，前庭性片頭痛(vestibular migraine)

はじめに

　急性発症の平衡障害の原因は様々であり，良性発作性頭位めまい症(benign paroxysmal positional vertigo：BPPV)や前庭神経炎，メニエール病をはじめとする末梢前庭障害に起因するめまいや，小脳出血や梗塞，椎骨脳底動脈循環障害に起因する中枢性のめまい，など多岐にわたる．これらを正しく鑑別するには，めまい・平衡障害の性状や随伴症状の有無，既往歴などについての詳細な問診を行うとともに，体平衡の評価や小脳症状の有無などについての神経学的検査，眼振の有無や前庭機能に関する神経耳科学的検査を行い，総合的に判定する必要がある．

　急性平衡障害の診断では，① めまい・平衡障害の原因が末梢性か中枢性かの鑑別を行い，② 末梢性の場合，詳細な問診と神経耳科学的検査の結果をもとに確定診断を行い，治療戦略を立ててい

く．本稿では，急性のめまい・平衡障害の鑑別診断に有用な問診，検査のポイントと鑑別すべき疾患について概説する．

問　診

　急性平衡障害の鑑別において，問診は極めて重要である．めまい，平衡障害を生じたときの状況，めまいの性状(回転性か浮動性か)だけではなく，随伴症状の有無について，詳細に聞くようにする．頭痛や手足の麻痺や感覚異常，顔面のしびれ，呂律不良，意識消失の有無など，末梢性めまいではみられない症状を伴う場合は，中枢性のめまいを疑う．既往歴で，高血圧や高脂血症，心疾患，糖尿病を有する患者も要注意である．

　めまい発作の持続時間を聞くことは，診断の目処をつけるうえで非常に有用である．めまいの持続時間が1分以内で頭位性であれば BPPV，数分〜20分以内であれば椎骨脳底動脈循環障害，20

*1　Yamaguchi Norihito，〒441-8570 愛知県豊橋市青竹町字八間西50番地　豊橋市民病院耳鼻いんこう科，医長
*2　Iwasaki Shinichi，名古屋市立大学大学院医学研究科耳鼻咽喉・頭頸部外科，教授

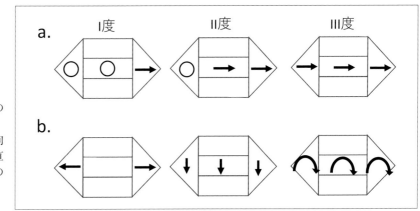

図 1.
代表的な注視眼振検査所見
a：末梢前庭障害では，定方向の
水平性眼振を認める
b：小脳・脳幹の障害では，方向
交代性の水平性眼振(左)や垂直
性(中央)，あるいは純回旋性の
眼振(右)を認める

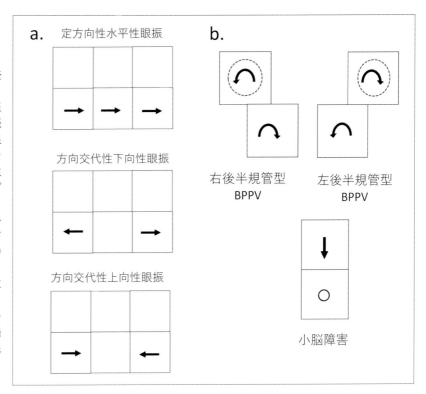

図 2.
代表的な頭位・頭位変換眼振検査
所見
a：頭位眼振検査所見．末梢前庭
障害では，定方向性水平性眼振
を認める．方向交代性下向性眼
振は外側半規管型BPPV(カナル
結石症)に，方向交代性上向性
眼振は外側半規管型BPPV(クプ
ラ結石型)に多くみられる
b：頭位変換眼振検査所見．後半
規管型BPPVでは，座位から右
懸垂頭位にすると右向き(反時
計回り)の回旋性眼振を認める．
左後半規管型BPPVでは，座位
から左懸垂頭位にすると左向き
(時計回り)の回旋性眼振を認め
る．小脳障害では，座位から懸
垂頭位にすると下眼瞼向きの眼
振を認める

分以上24時間以内であればメニエール病，24時間以上であれば前庭神経炎を疑う．

検　査

1．注視・頭位・頭位変換眼振検査
1）注視眼振検査
　末梢前庭障害では定方向の水平性眼振を認めることが多く，小脳・脳幹の障害では，方向交代性の水平性眼振や垂直性，あるいは純回旋性の眼振を認めることが多い(図1)．

2）頭位眼振検査
　常に眼振の向きが一定な定方向性水平性眼振を認める場合は，一側の前庭障害が疑われる．右下頭位で右向き，左下頭位で左向きの地面向きの眼振を認める場合(方向交代性下向性眼振)や，右下頭位で左向き，左下頭位で右向きの背地性の眼振を認める場合(方向交代性上向性眼振)を認める場合は水平半規管型のBPPVを第一に疑う(図2-a)．

3）頭位変換眼振検査
　後半規管型のBPPVでは，座位と懸垂頭位で方向の逆転する眼振を認める．小脳障害では，懸垂頭位で下眼瞼向きの眼振を認めることが多い(図2-b)．

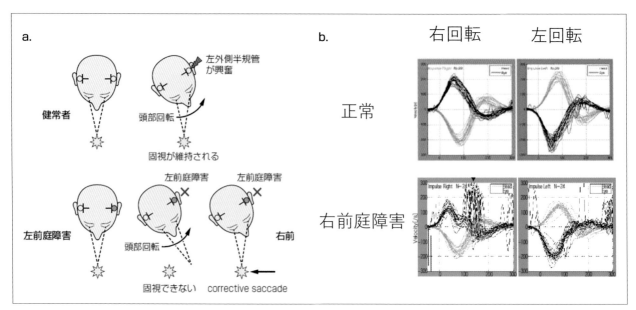

図 3. head impulse test の原理と波形

a：head impulse test の原理．健常者では，頭部を急速に回転させても，回転させた側の外側半規管による前庭動眼反射によって固視は維持される．一方，前庭障害の患者では，頭部を患側に急速に回転させると，回転させた側の外側半規管による前庭動眼反射が不十分で，固視を維持できず，corrective saccade を生じる（文献 2 より改変して転載）

b：video head impulse test の実例．灰色の波形が頭位，黒色の波形が眼位を表す．健常者では，右回転，左回転ともスムーズな眼の動きを生じる．右前庭障害患者では，右回転の際に，corrective saccade（矢頭）を認める

2．起立検査，足踏み検査

立位時や歩行時の身体動揺をみることによって，体平衡障害の有無をみる．めまいの救急患者の診察においては，患者が実際に立つことができるかどうか，座位を保つことができるかどうか，をみることは，急性平衡障害の鑑別において極めて重要な情報となる．前庭神経炎などでは，強い回転性めまいがあっても，通常の場合，座位を保つことが可能だが，小脳障害では座位を保てないことが多い．

起立が可能であれば，開閉眼での起立検査，歩行検査，足踏み検査も行うと鑑別に役立つ．起立検査では Romberg 現象の有無，歩行検査では左右への偏奇や失調性歩行，麻痺性歩行の有無などを観察する．足踏み検査では，50 歩で 45° 以上の回転角があれば，一足の前庭障害を示唆する．

3．小脳機能検査

手の回内・回外検査（diadochokinesis），指鼻試験（finger-nose test），膝踵試験（heel to knee test）を行い，四肢の協調運動障害の有無をみる．協調運動障害がみられれば，小脳の障害を疑い，

画像検査などを行う．

4．head impulse test（HIT）

HIT は急速に頭部を動かした時の眼球運動を観察して前庭動眼反射の評価を行う検査であり，ベッドサイドでも簡単に行うことが可能であり，急性平衡障害の鑑別診断において，非常に有用な検査である（図 3）[1][2]．HIT の検査法は，まず被験者に固定した指標を注視するよう示したうえで，被験者の頭部を急速に 10〜20° 程度，通常は左右に回転させる．この時，外側半規管機能が正常であれば，前庭動眼反射が働くため，指標を固視したままでいられる．しかしながら，半規管障害を有する患者では，患側方向へ頭を回転させると，前庭動眼反射が働かず，指標と眼位にずれを生じ，指標をとらえるための急速眼球運動が直後に生じる．この眼球運動は corrective saccade（CS）と呼ばれ，この運動が観察される場合，半規管機能低下と判定される．定量評価には，以前はサーチコイルの設備が必要であったが，近年ビデオによる記録装置も商品化され，簡便な定量評価が可能となっており，2022 年 4 月より保険収載されて

いる[3]).

　急性の回転性めまいを有する患者の診察において，HIT で CS が認められれば，末梢前庭障害の可能性が高く，HIT で CS が認められない場合は，中枢性の障害の除外診断が必要である．

5．画像検査（CT，MRI）

　急性の平衡障害の患者の診察においては，画像検査による脳血管障害の有無についての評価を行うことが望ましい．頭部 CT は，脳出血の診断には優れているものの，脳梗塞についての検出能力は高くないので，可能であれば頭部 MRI を行うようにする．

鑑別すべき疾患

1．良性発作性頭位めまい症（BPPV）

　特定の頭位で誘発される回転性めまい（頭位性めまい）を特徴とする疾患で，耳石器から剥離した耳石の一部（デブリ）が半規管内に迷入することによって生じるものと考えられており，このデブリが半規管内を浮遊するカナル結石症（canalolithiasis）と，デブリが半規管内のクプラに付着するクプラ結石症（cupulolithiasis）に大別される．

　臨床症状としては，以下のものが挙げられる[4]）．① 特定の頭位をとると，回転性のめまいが起こる．② めまい発現まで若干の潜時があり，次第に増強した後に減弱，消失する．めまいの持続時間は概ね数秒〜数十秒である．③ 引き続き同じ頭位を繰り返すと，めまいは軽減または起きなくなることが多い．④ めまいには難聴や耳鳴などの随伴症状を随伴しない．

　後半規管型 BPPV では，頭位変換眼振検査（Dix-Hallpike 法）において，座位から懸垂頭位で，回旋性の眼振がみられ，懸垂頭位から座位では，逆向きに回旋する眼振が認められる（図2-b）．
　外側半規管型 BPPV では，頭位眼振検査において，カナル結石症では方向交代性下向性眼振，クプラ結石症では方向交代性上向性眼振が認められる（図2-a）．

　治療は，責任半規管に応じた頭位治療を行う．

後半規管型 BPPV では Epley 法，外側半規管型 BPPV では Lempert 法が代表的な頭位治療である．詳細は日本めまい平衡医学会のガイドライン[4]）を参照されたい．

2．メニエール病

　メニエール病は，難聴，耳鳴，耳閉塞感などの聴覚症状を伴うめまい発作を反復する内耳疾患で，その病態は内リンパ水腫とされる．メニエール病のめまい発作は，誘因なく発症し，回転性で，持続時間は 20 分以上 24 時間以内である．

　純音聴力検査では，一側あるいは両側の感音難聴を認め，めまい発作に関連して聴力レベルの変動を認める．発作時には，注視眼振検査，頭位眼振検査において，水平性また水平回旋性混合性の眼振を認めることが多い．

　めまいの急性期には，症状緩和を目的として，抗めまい薬，制吐薬の投与を行う．間欠期には，内リンパ水腫の軽減を目的として，イソソルビドなどの浸透圧利尿薬の投与や，減塩，生活指導などを行う[5]）．

3．前庭神経炎（vestibular neuritis）

　前庭神経炎は，難聴や耳鳴，耳閉感などの聴覚症状を伴わない，突発性の回転性めまいをきたす疾患である．上気道感染が先行することが多いことから，ウイルス感染による前庭神経の炎症が主な原因と推測されているが，未だ明らかにされてはいない．本疾患によるめまいは通常 1 回のみであり，再発は稀である．聴覚症状を伴わない点で，メニエール病の鑑別は容易であるが，激しい回転性めまいで救急外来を受診することが多く，小脳梗塞をはじめとする脳血管障害との鑑別が重要になる．回転性めまいの持続時間は，通常 24 時間以上であることは，診断の参考になる．

　確定診断には，聴覚症状を伴わない回転性めまい発作に加えて，温度刺激検査（カロリックテスト）による半規管麻痺（canal paresis：CP）の確認と聴力検査が必須である．

4．前庭性発作症（vestibular paroxysmia）

　前庭性発作症は，2016 年に Bárány Society が

表 1. 前庭性発作症（vestibular paroxysmia）の診断基準

---

1. 前庭性発作症（vestibular paroxysmia）
　診断にはA〜Eの基準すべてを満たすことが必要である．
　　A．少なくとも10回の自発性の回転性あるいは非回転性のめまい発作を認める．
　　B．めまい発作の持続時間は1分以内である．
　　C．めまい発作に伴う特徴的な脳神経症状が存在する．
　　D．カルバマゼピン，オクスカルバゼピンが奏功する．
　　E．他の疾患ではうまく説明できない．
2. 前庭性発作症疑い（probable vestibular paroxysmia）
　診断にはA〜Eの基準すべてを満たすことが必要である．
　　A．少なくとも5回の回転性あるいは非回転性のめまい発作を認める．
　　B．めまい発作の持続時間は5分以内である．
　　C．めまいは自発的に，もしくは特定の頭部運動により生じる．
　　D．めまい発作に伴う特徴的な脳神経症状が存在する
　　E．他の疾患ではうまく説明できない．

表 2. 前庭性片頭痛（vestibular migraine）の診断基準

---

1. 前庭性片頭痛（vestibular migraine）
　　A．少なくとも5回の中等度から重度の前庭症状の発作が5分から72時間続く
　　B．現在あるいは過去にICHD（国際頭痛分類）の前兆のない片頭痛あるいは前兆のある片頭痛の診断基準を満たした頭痛がある
　　C．前庭発作の少なくとも50%に次の一つ以上の片頭痛兆候がある
　　　・次のうち二つ以上の特徴を持つ頭痛．片側性，拍動性，中等度から重度の痛みの強さ，日常動作による痛みの増悪
　　　・光過敏と音過敏
　　　・視覚性前兆
　　D．他の前庭疾患やICHDの診断基準にあてはまらない
2. 前庭性片頭痛疑い（probable vestibular migraine）
　　A．少なくとも5回の中等度から重度の前庭症状の発作が5分から72時間続く
　　B．前庭性片頭痛の診断基準のBまたはCのうち一つのみ該当する（片頭痛既往または発作中の片頭痛兆候）
　　C．他の前庭疾患やICHDの診断基準に当てはまらない

その診断基準を策定した疾患である．vestibular paroxysmia の日本語名である[6]．過去に報告された疾患の中では，第Ⅷ脳神経に対する神経血管圧迫症候群に類似する．持続時間が1分以内の極めて短時間の回転性めまい発作を反復し，抗けいれん薬のカルバマゼピンやオクスカルバゼピンが奏効する．頭部MRIにおいて，前下小脳動脈による第Ⅷ脳神経の圧迫所見が認められることが多い．Bárány Society による本疾患の診断基準を表1に示す．

本疾患の診断に至れば，カルバマゼピン（200〜800 mg/日）あるいはオクスカルバゼピン（300〜900 mg/日）を症状に応じて適宜増減して投与する．

5．前庭性片頭痛（vestibular migraine）

前庭性片頭痛は，片頭痛に伴って生じるめまいで，基本的には片頭痛の部分症状である．Bárány Society の診断基準を表2[7]に示す．

片頭痛を有する患者において，持続時間が5分〜72時間の回転性めまいを反復し，めまい発作の50%以上に頭痛や光過敏，音過敏などの片頭痛兆候を伴えば，本疾患と診断される．

実際には，回転性めまいを反復するものの，必ずしも片頭痛兆候を伴わない前庭性片頭痛の疑い例が多い．また，耳鳴や耳閉感（両側性が多い）などの蝸牛症状を伴うことが多いため，メニエール病との鑑別に困ることも多い．このような場合，イソソルビドをはじめとする，メニエール病に対する投薬が無効であるにもかかわらず，塩酸ロメリジン（ミグシス®）などの片頭痛の予防薬が奏効することで診断がつくことが多い．問診において，片頭痛の有無について，こちらから確認することが鑑別の第一歩である．

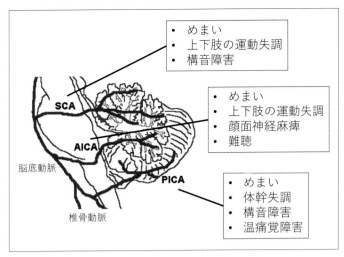

図 4.
小脳の支配血管と梗塞の症状
上小脳動脈(superior cerebellar artery：SCA)領域の梗塞では，めまい，上下肢の運動失調，構音障害を生じる
前下小脳動脈(anterior inferior cerebellar artery：AICA)領域の梗塞では，めまいに加えて，上下肢の運動失調，顔面神経麻痺，難聴を生じる
後下小脳動脈(posterior inferior cerebellar artery：PICA)領域の梗塞では，めまいに加えて，体幹失調，構音障害，温痛覚障害を生じる

図右の注釈：
・めまい
・上下肢の運動失調
・構音障害

・めまい
・上下肢の運動失調
・顔面神経麻痺
・難聴

・めまい
・体幹失調
・構音障害
・温痛覚障害

図中のラベル：SCA，AICA，PICA，脳底動脈，椎骨動脈

6．小脳・脳幹の梗塞・出血

小脳・脳幹の梗塞・出血によるめまいは，中枢性のめまい疾患の代表的疾患であり，急性平衡障害の鑑別疾患として，常に念頭に置く必要がある．

椎骨脳底動脈は小脳・脳幹の栄養血管であり，これらの血管の梗塞では，めまい症状に加えて，頭痛や呂律不良，四肢や体幹の失調，意識消失など耳性のめまいでは説明できない症状を伴う(図4)．

・上小脳動脈(superior cerebellar artery：SCA)領域の梗塞

患側の上下肢の運動失調と小脳性の構音障害を生じる．めまいを訴えるにもかかわらず，注視眼振や頭位眼振を認めることは少ない．

・前下小脳動脈(anterior inferior cerebellar artery：AICA)領域の梗塞

患側の上下肢の運動失調に加えて，患側の顔面神経麻痺や，めまい，難聴を生じる(AICA症候群)．末梢前庭の障害をきたすので，健側向きの水平回旋混合性眼振を認めることが多い．

・後下小脳動脈(posterior inferior cerebellar artery：PICA)領域の梗塞

延髄まで梗塞が及べば，構音障害や健側の温痛覚障害などを呈するWallenberg症候群となる．延髄に梗塞が及ばなかった場合は，四肢の運動失調や構音障害は生じず，著しい体幹失調のみを生じる．

小脳・脳幹梗塞の診断には，画像検査が必須であるが，CTでは脳幹梗塞の診断は困難で，MRIによる検査が必須である．初発の回転性めまいの場合は，基本的には頭部CTを施行し，脳出血・クモ膜下出血の有無についてはスクリーニングしておくのがよい．後で，脳出血などが判明した場合に，自分を守ることにもなる．

CTで異常がなくても，病歴・神経学的所見から中枢性のめまいが疑われる場合には，頭部MRIを追加する．

中枢性のめまいを強く疑う所見がある場合や，CTやMRIにて，脳出血や脳梗塞を認める場合には，すぐに脳外科あるいは神経内科の医師に連絡をとり，指示を仰ぐようにする．

神経学的所見で中枢性のめまいを疑う所見がなく，画像検査で異常がみられない場合でも，ある程度めまい発作が治まるまでは，補液などを行いつつ，少なくとも数時間は経過をみるようにするのがよい．徐々に神経学的な異常が出現する場合がある．

7．椎骨脳底動脈循環障害(vertebro-basilar insufficiency：VBI)

椎骨脳底動脈領域の一過性脳虚血発作(transient ischemic attack：TIA)の別称である．一時的に上記の小脳梗塞の症状が出て，消失する発作のことをいう．VBIによるめまいは，一般に回転性めまいが多いが，浮動性のこともある．発作の持続時間は10分以内のものが多い．めまいの際には，運動障害や感覚障害，頭痛などの中枢神経系の症状を伴うことが多い．

おわりに

　急性平衡障害の診察においては，詳細な問診やすべての神経耳科学的検査を行うことは必ずしもできない．適切な問診と必要な検査を重要なものから順に行い，まずは中枢性めまいを除外することに注力する必要がある．診断に迷う場合は，頭部CTなどの画像検査を行ったうえで，比較的落ち着いた段階で，改めて詳細な問診や神経耳科学的検査を行うのがすすめられる．

文　献

1) 牛尾宗貴：Head impulse test. 耳喉頭頸, **86**：734-744, 2014.
2) Barraclough K, Bronstein A：Vertigo. BMJ, **339**：b3493, 2009.

Summary　めまい患者の診察の進め方について，問診，診察，診断に至るまでの考え方について，簡潔に解説した論文.

3) 岩﨑真一：Video head impulse test(vHIT)記録の原理と実際. Equilibrium Res, **78**：295-301, 2019.
4) 日本めまい平衡医学会診断基準化委員会(編)：良性めまい発作性頭位めまい症診療ガイドライン(医師用)：Equilibrium Res, **68**：218-225, 2009.
5) 一般社団法人日本めまい平衡医学会(編)：メニエール病・遅発性内リンパ水腫　診療ガイドライン　2020年版. 金原出版, 2020.
6) Strupp M, Lopez-Escamez JA, Kim JS, et al：Vestibular paroxysmia：Diagnostic criteria. J Vestib Res, **26**：409-415, 2016.
7) Lempert T, Olesen J, Furman J, et al：Vestibular migraine：Diagnostic criteria. J Vestib Res, **22**：167-172, 2012.

MB ENT, 284：71-78, 2023

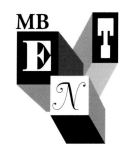

◆特集・みみを診る─鑑別診断のポイントと治療戦略─

慢性の平衡障害

堀井　新*

Abstract　3か月以上症状が続く慢性めまいの原因疾患では，PPPDが40%と最多で心因性めまい19%，一側前庭機能障害の代償不全（代償不全）13%，両側前庭機能障害3%と続く．慢性の平衡障害では，このような原因疾患の頻度を念頭に置いて診断する．PPPDでは，1日の半分以上持続性の前庭症状を訴え，立位・歩行，体動，視覚刺激で増悪し，しばらく持続する．SSRI/SNRIによる薬物治療，前庭リハビリテーション，認知行動療法が有用である．心因性めまいの多くは不安症に伴うめまいである．過度の不安や緊張とともに身体症状としてめまいを訴え，SSRIが著効する．代償不全では静止時は無症状で，体動時に瞬間的なめまいを生じる．両側前庭機能障害では持続性のふらつき，動揺視が主体で空間識異常は軽度である．本稿ではこれら慢性の平衡障害を呈する疾患の頻度と特徴から，慢性めまいを診断するためのアルゴリズムを提案する．

Key words　慢性めまい（chronic vestibular syndrome），持続性知覚性姿勢誘発めまい（persistent postural-perceptual dizziness：PPPD），一側前庭機能障害（unilateral vestibular hypofunction），両側前庭機能障害（bilateral vestibulopathy），心因性めまい（psychogenic dizziness），診断アルゴリズム（diagnostic algorithm）

めまいはその原因から，末梢性めまい，中枢性めまい，全身疾患に伴うめまいに分類されることが多い．しかし，初診時に原因が特定されるとは限らず，むしろ，発症様式から，急性めまい，発作性めまい，慢性めまいに分類し，診断するほうがより実践的である（表1）[1]．年余にわたって発作や再発を繰り返す場合でも，メニエール病や良性発作性頭位めまい症（BPPV）は発作性めまいに分類される．3か月以上症状が持続する場合，慢性めまいに分類される．慢性めまいの原因疾患としては，持続性知覚性姿勢誘発めまい（persistent postural-perceptual dizziness：PPPD），一側性前庭機能障害の代償不全（代償不全），心因性めまい，両側前庭機能障害，加齢性前庭障害，脳血管障害後遺症，多系統萎縮症やパーキンソン病などが挙げられる．我々のデータでは，多い順にPPPD（40%），心因性めまい（19%），代償不全

表 1．発症様式からみためまいの分類

発症様式	疾患名
急性 （acute）	・前庭神経炎 ・めまいを伴う突発性難聴 ・脳血管障害によるめまい
発作性 （episodic）	・メニエール病 ・前庭性片頭痛 ・BPPV（良性発作性頭位めまい症） ・vestibular paroxysmia（前庭性発作症） ・椎骨脳底動脈循環不全 ・パニック発作など心因性めまいの一部
慢性 （chronic）	・PPPD（持続性知覚性姿勢誘発めまい） ・一側前庭機能障害の代償不全 ・心因性めまいの一部 ・両側前庭機能障害 ・presbyvestibulopathy（加齢性前庭障害） ・脳血管障害後遺症 ・中枢変性疾患（多系統萎縮症，パーキンソン病など）

* Horii Arata，〒 951-8510 新潟県新潟市中央区旭町通 1-757　新潟大学医学部耳鼻咽喉科・頭頸部外科，教授

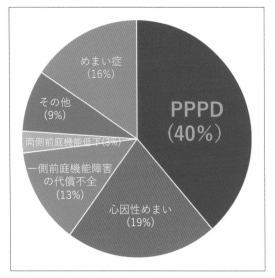

図 1. 慢性めまい（罹病期間 3 か月以上）231 例の
原因疾患
PPPD が 40% と最多であり，心因性めまい
（19%），代償不全（13%）と続く．原因が特定で
きないめまい症も 16% 存在する

（13%）となり，原因が特定できないめまい症も
16% 存在する（図1）[2]．よって，慢性めまいの診断
においては，PPPD，心因性めまい，代償不全を
中心に考え，それらが否定される場合は，その他
のめまいとして，両側前庭機能障害や加齢性前庭
障害，中枢性めまいを鑑別するのが合理的である．

本稿では，慢性の平衡障害を呈する代表疾患を
概説し，最後にその頻度と特徴を踏まえ，慢性め
まい診断のためのアルゴリズム[2]を提案する．

持続性知覚性姿勢誘発めまい（PPPD）[3][4]

PPPD は慢性めまいを主訴とする疾患で，2018
年改訂の WHO 国際疾病分類 ICD-11 に新規収載
された．Bárány society が発表した診断基準によ
ると，PPPD は 3 か月以上持続する浮動感（dizzi-
ness），不安定さ（unsteadiness），非回転性めまい
（non-spinning vertigo）を主訴とし，症状は立位
姿勢・歩行，能動的あるいは受動的な体動，動く
ものや複雑な視覚パターンをみた時に増悪し，
いったん増悪するとしばらく持続する．前庭疾患
を中心とする何らかの平衡障害が先行する．器質
的前庭疾患や精神疾患を合併することもあるが，
それでは症状を説明できないときに PPPD と診
断する．先行疾患が治癒した後も，平衡維持のス

トラテジーが視覚・体性感覚シフトのまま持続し
ているために，視覚刺激や体動による体性感覚刺
激で増悪すると考えられている．PPPD は純粋な
器質疾患や精神疾患ではなく，過敏性腸症候群の
ような機能性疾患と考えられている．SSRI/
SNRI，前庭リハビリテーション，認知行動療法の
有用性が報告されている．

1．PPPD 診断のための問診票[5]

PPPD を診断するためには症状や病歴に関する
詳細な問診が重要である．問診をできるだけ漏れ
なく効率的に行うため，我々は図2に示すような
問診票（Niigata PPPD Questionnaire：NPQ）を作
成した．問診票の信頼性および妥当性は統計学的
に証明されており，72 点満点中 27 点をカットオ
フ値とすると PPPD 診断の感度70%，特異度68%
である．実際の診断には診断基準に則った詳細な
問診が必須であるが，スクリーニングとしての機
能を果たしうる有用なツールである．

2．PPPD の検査所見
1）PPPD の一般検査所見

表2に PPPD の一般検査所見を示す．器質的前
庭疾患の既往や合併のために CP（canal paresis）%
がやや高値ではあるが，vHIT の VOR gain は正
常で VEMP も正常である．PPPD では姿勢制御の
視覚依存，体性感覚依存が亢進していると考えら
れるが，重心動揺検査のラバーロンベルグ率，閉
眼ラバー比は正常〜やや高値程度である．検査感
度が不十分なためと考えられる．Hospital Anxi-
ety and Depression Scale（HADS）はやや高値で
あるが，他の慢性めまい疾患と差はない．Dizzi-
ness Handicap Inventory（DHI）は重症相当，めま
い症に比べ有意に高値であり，PPPD では日常生
活での支障度が高いことが推察される．

2）PPPD に特異的な検査所見：視覚刺激後固
視機能検査と頭部傾斜自覚的視性垂直位
検査

PPPD では視覚刺激でめまいが誘発され，刺激
終了後もしばらく持続することが特徴的である．
めまいを誘発させる視覚刺激の前後で 1 点を固視

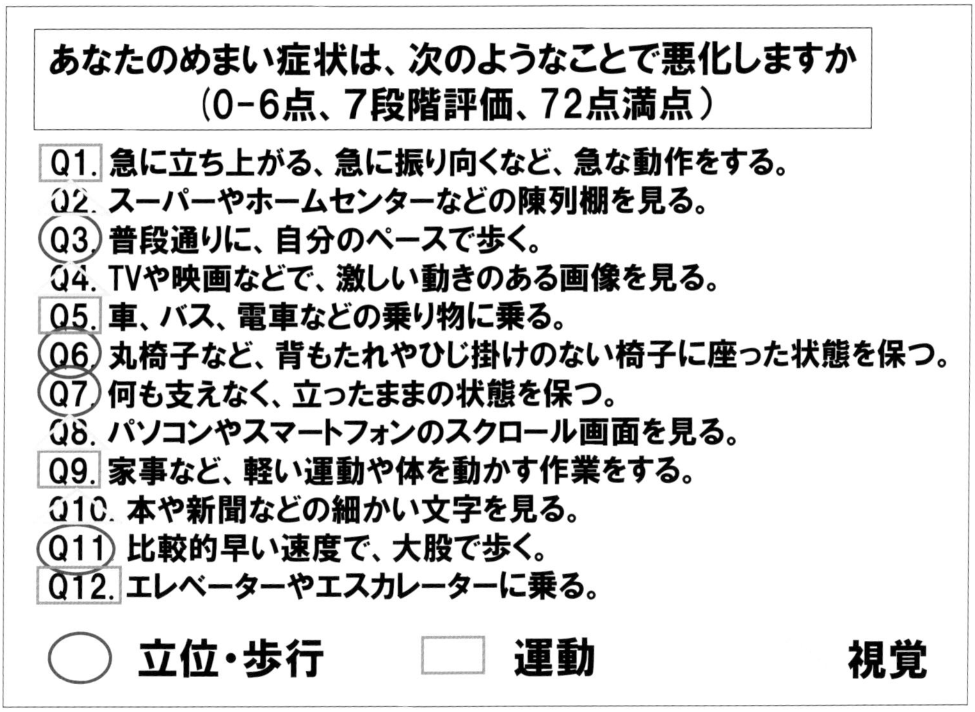

あなたのめまい症状は、次のようなことで悪化しますか
（0-6点、7段階評価、72点満点）

Q1. 急に立ち上がる、急に振り向くなど、急な動作をする。
Q2. スーパーやホームセンターなどの陳列棚を見る。
Q3. 普段通りに、自分のペースで歩く。
Q4. TVや映画などで、激しい動きのある画像を見る。
Q5. 車、バス、電車などの乗り物に乗る。
Q6. 丸椅子など、背もたれやひじ掛けのない椅子に座った状態を保つ。
Q7. 何も支えなく、立ったままの状態を保つ。
Q8. パソコンやスマートフォンのスクロール画面を見る。
Q9. 家事など、軽い運動や体を動かす作業をする。
Q10. 本や新聞などの細かい文字を見る。
Q11. 比較的早い速度で、大股で歩く。
Q12. エレベーターやエスカレーターに乗る。

◯ 立位・歩行　　□ 運動　　　視覚

図 2. PPPD 診断のための問診票（Niigata PPPD Questionnaire：NPQ）

表 2. PPPD の検査所見

検査項目	平均	標準偏差	コメント
DHI（総合点）	51.1	20.7	重症相当，めまい症より高値
HADS（総合点）	16.3	7.16	やや高値
ラバーロンベルグ率	1.86	0.58	やや高値（健常：1.66，1.53〜1.99）
閉眼ラバー比	2.07	0.58	正常（健常：2.09，1.82〜2.64）
CP%	20.0	18.7	やや高値
vHIT gain（better）	1.04	0.15	正常
vHIT gain（worse）	0.90	0.19	正常
cVEMP（左右差率，%）	17.9	12.4	正常
oVEMP（左右差率，%）	15.9	17.0	正常

DHI：Dizziness Handicap Inventory, HADS：Hospital Anxiety and Depression
Scale, CP：canal paresis, vHIT：video head impulse test, cVEMP and
oVEMP：cervical- and ocular vestibular-evoked myogenic potentials

させると，PPPD 患者では視覚刺激終了 1 分後でも視線の揺れが大きく，1 点を固視する機能が低下していることが判明した．このことは，視覚誘発後もめまいがしばらく持続する機序が固視機能低下であることを示すとともに，視覚刺激前後の固視機能検査が PPPD を特異的に検出し得る検査法である可能性を示唆している（図 3）[6]．

PPPD では視覚刺激や体動で前庭症状が誘発されることから，体平衡維持にかかわる感覚系の感覚過敏が存在する可能性が考えられる．自覚的視性垂直位（SVV）は重力方向の知覚に関する指標であるが，頭部を傾斜して SVV を測定する頭部傾斜 SVV 検査（head-roll tilt SVV：HT-SVV）は通常の SVV 検査より感度が高いことが知られている[7]．頭部傾斜時の SVV と実際の頭部傾斜角（head tilt angle：HTA）から求めた頭部傾斜感覚ゲイン（head tilt perception gain：HTPG）は PPPD では代償不全あるいは心因性めまいに比べ有意に大きいことが判明し（図 4）[8]，HTPG＞1.202 では PPPD 診断の特異度は 95.2% であった．HTPG が PPPD 診断の客観的な指標になることが期待される．

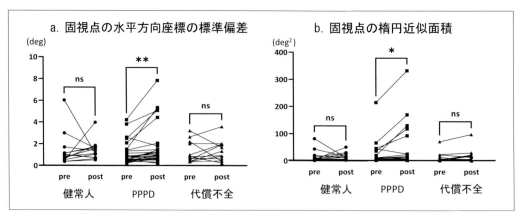

図 3. 視覚刺激前後における固視機能検査

PPPD 患者ではめまいを誘発させる視覚刺激終了 1 分後では刺激前と比べ，固視点の水平方向座標の標準偏差(a)および固視点の楕円近似面積(b)が増加し，固視機能が低下している．視覚誘発後もしばらく持続するめまいの機序と考えられる(*$P<0.05$，**$P<0.01$)

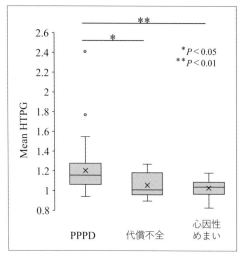

図 4. 慢性めまいにおける頭部傾斜自覚的視性垂直位検査

PPPD 患者では，他の慢性めまいの原因となる代償不全，心因性めまいと比べ，HTPG（head tilt perception gain）が高い

3．PPPD のサブグループ[9]

PPPD は恐怖性姿勢めまい(phobic postural vertigo)，chronic subjective dizziness，視性めまい(visual vertigo)，space motion discomfort というかつて独立して提唱された 4 つのめまい疾患が実際は単一の疾患であり，それぞれ「ある側面」に注目した結果，4 つの別の疾患として報告されてきたという前提に立った病名である[3]．そのため，PPPD にはたとえば視覚誘発が強い群，立位での症状が強い群などのサブタイプが存在する可能性が考えられる．

前述の PPPD 診断のための問診票(NPQ)に対する PPPD 患者の回答から問診項目を因子分析すると，PPPD 患者におけるめまいの誘発要因は診断基準にある ① 立位あるいは歩行，② 能動的あるいは受動的な動き，③ 視覚刺激の 3 つから，① 視覚刺激，② 歩行あるいは能動的な動き，③ 立位あるいは受動的な動きに再編成された．これらの再編成された誘発要因に関してクラスター解析を行い，PPPD にサブタイプが存在するかどうか検討した．その結果，3 つのサブタイプ，すなわち，① 視覚誘発型，② 能動運動誘発型，③ 混合型に分類され，立位や受動運動による誘発はクラスター分けに影響を与えないことが示された．サブタイプごとに患者背景，各種平衡機能検査を比較したところ，② 能動運動誘発型では ① 視覚誘発型に比べ有意に高齢であることが判明した．高齢者に能動運動誘発型が多い理由として，高齢者では加齢による潜在的な平衡障害により視覚依存になっている可能性があり，そのため PPPD となる先行疾患罹患後は体性感覚依存にシフトし，能動運動に伴う体性感覚刺激でめまいが誘発されやすくなっていると考えられる．この結果は，PPPD は誘発要因から 3 つのサブタイプに分類されるが，これらは必ずしも PPPD のもとになった 4 つの疾患の特徴に合致するものではなく，やはり PPPD は単一の疾患と考えられることを示唆するものである．今後はサブタイプごとの個別化治療，たとえば ① 視覚誘発型では，体性感覚への代

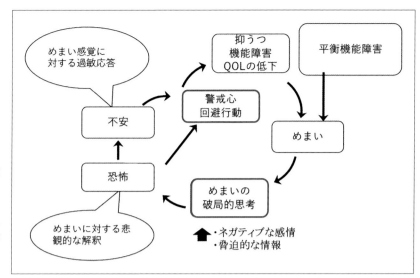

図 5.
PPPD の認知行動療法で使用する fear-avoidance model
PPPD の認知行動療法では，視覚・体性感覚情報の認知に関する破局的思考，回避行動に介入し，悪循環を断ち切る

行を強化させる前庭リハビリテーションを行うなど，サブタイプごとのテーラーメイド治療を目指すことで，より高い治療効果が得られると考えられる．

4．PPPD の治療

SSRI/SNRI による薬物治療[10]，前庭リハビリテーション[11]，認知行動療法[12][13] の有用性が報告されているが，無作為化比較試験は行われていない．SSRI/SNRI は，抑うつや不安症合併の有無にかかわらず有効であり，精神作用以外の奏功機序が考えられている．投与量はうつに用いられる量の半量程度で有効とする報告が多い．1/4 程度は腹部症状の副作用により内服困難で，奏効率は70％程度である．

前庭リハビリテーションの 4 つのメカニズム，すなわち compensation（代償），adaptation（適応），substitution（代行），habituation（慣れ）のうち，前庭機能低下を伴う場合は，代償や適応の獲得を中心としたリハビリテーションが，前庭機能が正常の場合は慣れの強化を中心としたリハビリテーションが有効と考えられる．慣れの強化を中心としたリハビリテーションでは，めまいや不快感を誘発することが多く，以下の認知行動療法と同時に行うことで治療効果が高まると報告されている[14]．

認知行動療法は，病態を複数の要因から成る悪循環としてとらえ，誤った認知（思考）と行動を変容することで，悪循環を軽減し，症状を緩和させる精神療法と定義される．PPPD では視覚・体性感覚情報の認知の歪みがあること，回避行動が病態の維持に関与していることなどから，有効性の期待できる治療法の一つである（図 5）[12]．

一側性前庭機能障害の代償不全

前庭神経炎やめまいを伴う突発性難聴などの一側性前庭障害による症状は，前庭代償と平衡維持の感覚再重みづけ（sensory reweighting）による視覚・体性感覚シフトにより多くの場合自然に回復する．しかし，自発眼振など静的症状は回復しやすいが，頭振後眼振や体動時のめまいなどの動的症状は残存する場合も多い．CP など末梢前庭障害は回復する場合としない場合があるが，前庭神経炎では急性期のステロイド投与が末梢前庭機能の回復を促進する[15]．慢性期の治療には，前庭動眼反射の利得の適応などの前庭リハビリテーションが適している．

心因性めまい[16]

めまいの原因となる精神疾患は，大きく分けて不安障害，うつ，身体症状症の 3 つに分けられる．不安障害のうち，全般性不安障害の身体症状として慢性めまいが知られている．パニック障害の身体症状として発作性のめまいがあり，時として回転性のめまいの場合もあるので注意を要する．うつも慢性めまいの原因となる．図 6 に不安症およびうつの代表的な精神症状と身体症状を提示する．

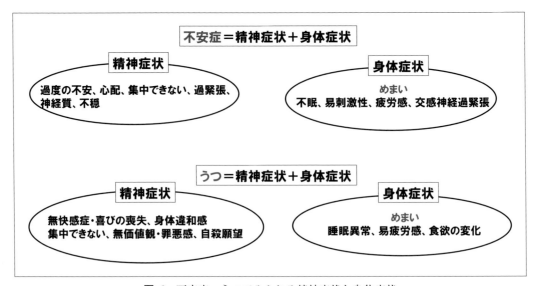

図 6. 不安症, うつでみられる精神症状と身体症状
心因性めまいの原因となる精神疾患は, 不安症とうつが主体である. それぞれに特徴的な精神症状と
身体症状があり, 身体症状の一つとしてめまいを訴える

不安障害やうつはめまいの原因となるだけでなく, メニエール病など器質的前庭疾患に合併し, めまいの増悪因子として働いている場合がある. これらを含め, 広義の心因性めまいと呼ぶが, 広義も含め心因性めまいでは抗不安薬や抗うつ薬が著効する場合が多く, 見逃さず確実に診断し治療することが重要である. 身体症状症では所見に見合わない身体症状を執拗に訴えるが, 薬物治療の効果に乏しい. めまいを身体症状とする精神疾患の中では, 不安症が最多である.

両側前庭機能障害[17]

一側性前庭機能障害と異なり両側障害では前庭代償が働かないため, 平衡維持のストラテジーとしては視覚・体性感覚シフトが主となる. そのため, 暗所や平らでない地面で不安定さ(＝unsteadiness)が悪化する. 前庭動眼反射の欠如によりjumbling 現象(歩行時の動揺視)を生じる. 主症状は空間識異常というよりは, 不安定さ(＝unsteadiness)である. 診断基準では平衡機能検査に明確な基準が設けられている. 両側前庭機能障害は症候群であり単一の疾患ではない. 原因としては, 70%が特発性であるが, 13%は耳毒性薬物, 7%は両側メニエール病, 5%が髄膜炎とされている. めまいに占める頻度は2.6%と多くはなく,

好発年齢は50〜60歳である. 一側性前庭障害と異なり前庭リハビリテーションの効果は限定的であり治療に難渋するが, 触覚を用いた感覚代行治療が試みられている[18].

加齢性前庭障害[19]

加齢性前庭障害の主症状は不安定さ(＝unsteadiness)や転倒であるが, 慢性の浮遊感(＝dizziness)も含まれる. 加齢性前庭障害は, 60歳以上にみられる加齢による末梢〜中枢前庭系の障害と全身性の加齢変化により慢性の平衡障害を訴える症候群である. 前庭機能の基準として, 正常より低下しているが前述の両側前庭機能障害ほどには低下していない範囲が設定されている. 加齢性変化であること, 両側障害であること, などから治療には難渋するが, 前庭リハビリテーションや歩行訓練, サルコペニア・フレイル予防のため筋力を保つような訓練が行われる.

慢性めまいの診断アルゴリズム(図7)[2]

慢性めまいの原因となる4大疾患(PPPD, 代償不全, 心因性めまい, めまい症)の間で, 患者背景や前庭機能検査, 各種問診票を比較した結果, PPPD問診票であるNPQ[4]の視覚刺激スコアとトータルスコア, CP%, うつ不安の問診票である

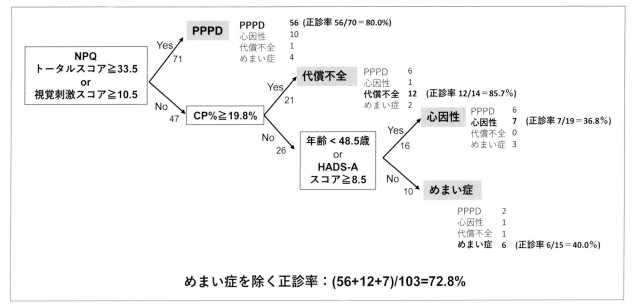

図 7. 慢性めまいの診断アルゴリズム（n＝118）

慢性めまいの代表疾患である PPPD，代償不全，心因性めまいの正診率はそれぞれ，80.0％，85.7％，36.8％で，めまい症を除いたこれら 3 疾患トータルの正診率は 72.8％であった

HADS の Anxiety（A）項目，年齢の 5 項目に疾患間で有意差があった．他の平衡機能検査（回転検査，cVEMP，oVEMP，重心動揺検査）やめまいの問診票（DHI）には差を認めなかった．そこで，これらの 5 項目を組み合わせて，慢性めまいの診断アルゴリズムを提案した．

慢性めまいの原因疾患の頻度を考え，まず PPPD であるかどうかを判断する．フローチャートでは最初に NPQ のトータルスコア 33.5 以上あるいは視覚刺激スコア 10.5 以上で PPPD を診断する．ついで，CP％≧19.8％で代償不全を診断し，最後に HADS の A 項目≧8.5 点あるいは 48.5 歳未満を心因性めまいと診断する．それぞれのカットオフ値は ROC 曲線から算出した．

118 人の慢性めまい患者をこのアルゴリズムに沿って診断した結果，PPPD，代償不全，心因性めまいの正診率はそれぞれ，80.0％，85.7％，36.8％で，めまい症を除いたこれら 3 疾患トータルの正診率は 72.8％であった．心因性めまいの正診率の低さが際立つが，心因性めまいの 19 人中 10 人が NPQ でも異常を認め PPPD と誤診断されているのが要因と考えられる．

いかなる疾患も最終的には診断基準に則って診断すべきである．しかし，所見に乏しく鑑別診断が難しい慢性めまいにおいても，アルゴリズムを使って診断することで比較的正確に鑑別診断を行えることが示された．また，多数の平衡機能検査の結果を検討したが，CP％のみが慢性めまいの鑑別に有用であることが判明した．めまいの非専門施設における平衡機能検査施行の優先度に関して示唆を与える結果であった．今後は CP％の代わりに vHIT を利用できるかどうか，検討課題である．

文　献

1) Bisdorff AR, Staab JP, Newman-Toker DE：Overview of the international classification of vestibular disorders. Neurol Clin, 33：541-550, 2015.

2) Kitazawa M, Morita Y, Yagi C, et al：Test batteries and the diagnostic algorithm for chronic vestibular syndromes. Front Neurol, 12：768718, 2021.
Summary 慢性めまいの 3 大原因疾患である PPPD，代償不全，心因性めまいの鑑別アルゴリズムを提案した論文.

3) Staab JP, Eckhardt-Henn A, Horii A, et al：Diagnostic criteria for persistent postural-perceptual dizziness（PPPD）：Consensus document of the Committee for the Classification of

Vestibular Disorders of the Bárány Society. J Vestib Res, **27**：191-208, 2017.

4）診断基準化委員会：持続性知覚性姿勢誘発めまい（Persistent Postural-Perceptual Dizziness, PPPD）の診断基準（Barany Society：J Vestib Res 27：191-208, 2017）．Equilibrium Res, **78**：228-229, 2019.

5）Yagi C, Morita Y, Kitazawa M, et al：A validated questionnaire to assess the severity of persistent postural-perceptual dizziness （PPPD）：The Niigata PPPD Questionnaire （NPQ）. Otol Neurotol, **40**：e747-e752, 2019.
　Summary　PPPD 診断のための問診票に関する論文．72 点満点中 27 点をカットオフ値とすると PPPD 診断の感度 70%, 特異度 68% である．

6）Yagi C, Morita Y, Yamagishi Y, et al：Gaze instability after exposure to moving visual stimuli in patients with persistent postural-perceptual dizziness. Front Hum Neurosci, **16**：1056556, 2022.
　Summary　PPPD では視覚刺激終了後も固視機能が低下しており，視覚誘発後のめまい増悪の持続の原因と考えられる．

7）Wada Y, Yamanaka T, Kitahara T, et al：Effect of head roll-tilt on the subjective visual vertical in healthy participants：Towards better clinical measurement of gravity perception. Laryngoscope Investig Otolaryngol, **5**：941-949, 2020.

8）Yagi C, Morita Y, Kitazawa M, et al：Head roll-tilt subjective visual vertical test in the diagnosis of persistent postural-perceptual dizziness. Otol Neurotol, **42**：e1618-e1624, 2021.
　Summary　PPPD では頭部傾斜 SVV 検査において，代償不全，心因性めまいより有意に異常値が認められることを示した論文．

9）Yagi C, Morita Y, Kitazawa M, et al：Subtypes of persistent postural-perceptual dizziness. Front Neurol, **12**：652366, 2021.
　Summary　NPQ 問診票の因子分析，クラスター解析から PPPD には視覚誘発型，能動運動誘発型，混合型のサブタイプが存在することを示した論文．

10）八木千裕，森田由香，北澤明子ほか：持続性知覚性姿勢誘発めまい（Persistent Postural-Perceptual Dizziness, PPPD）に対する抗うつ薬の効果について．日耳鼻会報, **124**：998-1004, 2021.
　Summary　SSRI/SNRI/NaSSA 投与例では無投薬例に比べ，PPPD の自覚症状が長期にわたり改善することを示した論文．

11）Nada EH, Ibraheem OA, Hassaan MR：Vestibular rehabilitation therapy outcomes in patients with persistent postural-perceptual dizziness. Ann Otol Rhinol Laryngol, **128**：323-329, 2019.

12）姜　静愛，田中恒彦，八木千裕ほか：持続性知覚性姿勢誘発めまい患者 2 例に対する認知行動療法の実践．Equilibrium Res, **82**(1)：16-25, 2023.

13）Kuwabara J, Kondo M, Kabaya K, et al：Acceptance and commitment therapy combined with vestibular rehabilitation for persistent postural-perceptual dizziness：A pilot study. Am J Otolaryngol, **41**：102609, 2020.

14）Yu YC, Xue H, Zhang YX, et al：Cognitive behavior therapy as augmentation for sertraline in treating patients with persistent postural-perceptual dizziness. Biomed Res Int, **2018**：8518631, 2018.

15）Kitahara T, Kondoh K, Morihana T, et al：Steroid effects on vestibular compensation in human. Neurol Res, **25**：287-291, 2003.

16）堀井　新：心因性めまいに対する向精神薬の適応と使い方．MB ENT, **210**：64-67, 2017.

17）Strupp M, Kim JS, Murofushi T, et al：Bilateral vestibulopathy：Diagnostic criteria. Consensus document of the Classification Committee of the Bárány Society. J Vestib Res, **27**：177-189, 2017.

18）武田憲昭：前庭代償と平衡訓練―基礎から臨床への展開―．日本耳鼻咽喉科学会総会宿題報告. 2020.

19）Agrawal Y, Van de Berg R, Wuyts F, et al：Presbyvestibulopathy：Diagnostic criteria. Consensus document of the classification committee of the Bárány Society. J Vestib Res, **9**：161-170, 2019.

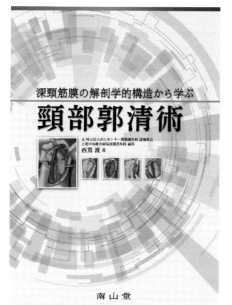
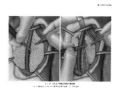
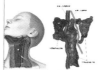
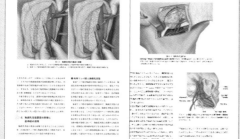

第 46 回 日本顔面神経学会
テーマ　「すべては笑顔のために」

会　期：2023 年 6 月 2 日（金）・3 日（土）
会　場：千里ライフサイエンスセンター
　　　　　〒560-0082　大阪府豊中市新千里東町 1-4-2
　　　　　TEL：06-6873-2010（リザベーションオフィス）／URL：https://www.senrilc.co.jp/
会　長：萩森伸一（大阪医科薬科大学　耳鼻咽喉科・頭頸部外科）
開催形態：現地開催
公式ホームページ：https://plaza.umin.ac.jp/fnr46th
合同開催：2023 年 6 月 3 日（土）　第 32 回日本聴神経腫瘍研究会
　　　　　　会長：羽藤直人（愛媛大学医学部　耳鼻咽喉科・頭頸部外科）
プログラム：
　特別講演
　　「Neuromuscular Retraining for Facial Paralysis, Paresis and Synkinesis：State of the Art」
　　Mr. Jackie Diels（OT, Rehabilitation, Facial Retraining, LLC）
　シンポジウム 1
　　「表情筋運動評価のコツ―検者間の差ゼロを目指して―」
　シンポジウム 2
　　「治らなかった麻痺を治す！」
　パネルディスカッション 1
　　「顔面神経麻痺診療―すべては笑顔のために―
　　　　〜他科の先生・コメディカルの方に訊きたいこと，お願いしたいこと〜」
　パネルディスカッション 2
　　「顔面神経手術―私のチャレンジ―」
　パネルディスカッション 3
　　「顔面神経減荷術を知り尽くす！」
　パネルディスカッション 4
　　「静的再建・動的再建〜伝えたい私の手術のコツ〜」
　教育セミナー 1
　　「顔面神経麻痺診療ガイドライン 2023―エビデンスに基づく診療の普及に向けて―」
　教育セミナー 2
　　「顔面けいれんを治療する」
　手術手技セミナー
　　「あなたの手術，アドバイスします」（耳科，形成外科，脳神経外科手術．応募制）
　　その他，日韓セッション，ENoG ハンズオンセミナー，ランチョンセミナー，一般口演を予定
会場整理費：医師：15,000 円
　　　　　　　　　　※合同開催の第 32 回日本聴神経腫瘍研究会（2023 年 6 月 3 日（土）開催）にも参加する
　　　　　　　　　　　場合は 18,000 円
　　　　　　　　　医師以外：10,000 円
　　　　　　　　　初期研修医・学生：無料（施設の証明または学生証が必要）
※第 46 回日本顔面神経学会参加者は，第 13 回顔面神経麻痺リハビリテーション技術講習会（2023 年
　6 月 1 日（木）開催）の参加費は不要です（但し事前登録要）．詳細は本学会ホームページ（https://
　plaza.umin.ac.jp/fnr46th/）および日本顔面神経学会ホームページ（https://jsfnr.org/）をご覧下さい．
【運営事務局】　株式会社協同コンベンションサービス
　　　　　　　　〒170-0013　東京都豊島区東池袋 1 丁目 34 番 5 号　いちご東池袋ビル
　　　　　　　　池袋アントレサロン
　　　　　　　　TEL：080-3592-3750／FAX：03-4586-7162／E-mail：hyamazaki@kyodo-cs.com
【事務局】　大阪医科薬科大学　耳鼻咽喉科・頭頸部外科
　　　　　　〒569-8686　大阪府高槻市大学町 2 番 7 号
　　　　　　TEL：072-683-1221／FAX：072-684-6539／E-mail：46fnr@ompu.ac.jp
　　　　　　事務局長：綾仁悠介

第 47 回　日本頭頸部癌学会
テーマ『頭頸部癌新世紀』

会　　期：2023 年 6 月 15 日（木）・16 日（金）

会　　場：大阪国際会議場（グランキューブ大阪）

　　　　　〒 530-0005　大阪府大阪市北区中之島 5 丁目 3-51　　https://www.gco.co.jp

会　　長：猪原秀典（大阪大学大学院医学系研究科　耳鼻咽喉科・頭頸部外科学）

開催形態：現地開催

公式 HP：https://www.mediproduce.com/jshnc47/index.html

プログラム概要：

　　特別講演

　　国際シンポジウム

　　シンポジウム

　　パネルディスカッション

　　教育セミナー

　　その他，ミニシンポジウム，ヴァーチャルキャンサーボード，ランチョンセミナー，一般口演，

　　ポスター発表を予定

会員懇親会：2023 年 6 月 15 日 18：30～　リーガロイヤルホテル

【運営事務局】 株式会社メディプロデュース

　　　　　　　　〒 150-6090　東京都渋谷区恵比寿 4-20-4

　　　　　　　　恵比寿ガーデンプレイス　グラススクエア　PORTAL POINT Ebisu #B5

　　　　　　　　TEL：03-6456-4017／FAX：03-6456-4025／E-mail：jshnc47@mediproduce.com

【事務局】 大阪大学大学院医学系研究科 耳鼻咽喉科・頭頸部外科学

　　　　　　〒 565-0871　大阪府吹田市山田丘 2-2

　　　　　　TEL：06-6879-3951／FAX：06-6879-3959

　　　　　　事務局長：鈴木基之

第 29 回日本摂食嚥下リハビリテーション学会学術大会
テーマ『摂食嚥下リハビリテーションと多様性』

会　　期：2023 年 9 月 2 日（土）・3 日（日）

会　　場：パシフィコ横浜ノース

　　　　　〒 220-0012　神奈川県横浜市西区みなとみらい 1-1-1

　　　　　https://www.pacifico.co.jp/visitor/floorguide/tabid/679/Default.aspx

会　　長：芳賀信彦（東京大学大学院医学系研究科リハビリテーション医学分野　前教授／国立障害者

　　　　　リハビリテーションセンター　自立支援局長）

開催方式：現地開催ならびにオンデマンド配信（ただし，全講演ではございません．）

　　　　　※一部 LIVE 配信もございます．

HP：https://www.mediproduce.com/jsdr29/

【運営事務局】 第 29 回日本摂食嚥下リハビリテーション学会 学術大会

　　　　　　　　運営事務局担当：奥村 玲・高橋滉太・小池えり子・久保田恵里

　　　　　　　　〒 150-6090　東京都渋谷区恵比寿 4-20-4

　　　　　　　　恵比寿ガーデンプレイス　グラススクエア　PORTAL POINT Ebisu #B5

　　　　　　　　TEL：03-6456-4018（平日 10：00～18：00）／FAX：03-6456-4025

　　　　　　　　E-mail：29jsdr@mediproduce.com

FAXによる注文・住所変更届け

改定：2015年1月

毎度ご購読いただきましてありがとうございます．

読者の皆様方に小社の本をより確実にお届けさせていただくために，FAXでのご注文・住所変更届けを受けつけております．この機会に是非ご利用ください．

◇ご利用方法

FAX専用注文書・住所変更届けは，そのまま切り離してFAX用紙としてご利用ください．また，注文の場合手続き終了後，ご購入商品と郵便振替用紙を同封してお送りいたします．**代金が5,000円をこえる場合，代金引換便とさせて頂きます．**その他，申し込み・変更届けの方法は電話，郵便はがきも同様です．

◇代金引換について

本の代金が5,000円をこえる場合，代金引換とさせて頂きます．配達員が商品をお届けした際に，現金またはクレジットカード・デビットカードにて代金を配達員にお支払い下さい(本の代金＋消費税＋送料)．(※年間定期購読と同時に5,000円をこえるご注文を頂いた場合は代金引換とはなりません．郵便振替用紙を同封して発送いたします．代金後払いという形になります．送料は定期購読を含むご注文の場合は頂きません)

◇年間定期購読のお申し込みについて

年間定期購読は，1年分を前金で頂いておりますため，代金引換とはなりません．郵便振替用紙を本と同封または別送いたします．送料無料，また何月号からでもお申込み頂けます．

毎年末，次年度定期購読のご案内をお送りいたしますので，定期購読更新のお手間が非常に少なく済みます．

◇住所変更届けについて

年間購読をお申し込みされております方は，その期間中お届け先が変更します際，必ずご連絡下さいますようよろしくお願い致します．

◇取消，変更について

取消，変更につきましては，お早めにFAX，お電話でお知らせ下さい．

返品は，原則として受けつけておりませんが，返品の場合の郵送料はお客様負担とさせていただきます．その際は必ず小社へご連絡ください．

◇ご送本について

ご送本につきましては，ご注文がありましてから約1週間前後とみていただきたいと思います．お急ぎの方は，ご注文の際にその旨をご記入ください．至急送らせていただきます．2～3日でお手元に届くように手配いたします．

◇個人情報の利用目的

お客様から収集させていただいた個人情報，ご注文情報は本サービスを提供する目的(本の発送，ご注文内容の確認，問い合わせに対しての回答等)以外には利用することはございません．

その他，ご不明な点は小社までご連絡ください．

株式会社　全日本病院出版会　〒113-0033 東京都文京区本郷3-16-4-7F　電話03(5689)5989　FAX03(5689)8030　郵便振替口座 00160-9-58753

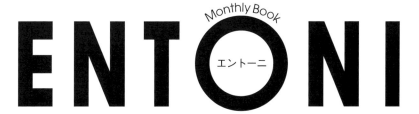

年　　月　　日

FAX 専用注文書

「Monthly Book ENTONI」誌のご注文の際は，このFAX専用注文書もご利用頂けます．また電話でのお申し込みも受け付けております．
毎月確実に入手したい方には年間購読申し込みをお勧めいたします．また各号1冊からの注文もできますので，お気軽にお問い合わせください．

バックナンバー合計
5,000円以上のご注文
は代金引換発送

―お問い合わせ先―
㈱全日本病院出版会 営業部
電話 03(5689)5989　　FAX 03(5689)8030

□年間定期購読申し込み　No.　　から

□バックナンバー申し込み

No.	–	冊	No.	–	冊	No.	–	冊	No.	–	冊
No.	–	冊	No.	–	冊	No.	–	冊	No.	–	冊
No.	–	冊	No.	–	冊	No.	–	冊	No.	–	冊
No.	–	冊	No.	–	冊	No.	–	冊	No.	–	冊

□他誌ご注文

	冊		冊

お名前	フリガナ ㊞	電話番号
ご送付先	〒　　－　　□自宅　　□お勤め先	

領収書　無・有　（宛名：　　　　　　　　　　）

FAX 03-5689-8030 全日本病院出版会行

年　　月　　日

住所変更届け

お名前	フリガナ	
お客様番号		毎回お送りしています封筒のお名前の右上に印字されております8ケタの番号をご記入下さい。
新お届け先	〒　　　　　都　道 　　　　　　府　県	
新電話番号	（　　　　　）	
変更日付	年　　月　　日より	月号より
旧お届け先	〒	

※ 年間購読を注文されております雑誌・書籍名に✓を付けて下さい。

- ☐ Monthly Book Orthopaedics （月刊誌）
- ☐ Monthly Book Derma. （月刊誌）
- ☐ Monthly Book Medical Rehabilitation （月刊誌）
- ☐ Monthly Book ENTONI （月刊誌）
- ☐ PEPARS （月刊誌）
- ☐ Monthly Book OCULISTA （月刊誌）

通常号⇒ No.278 まで 本体 2,500 円＋税
　　　　 No.279 以降 本体 2,600 円＋税
※その他のバックナンバー，各目次等
　の詳しい内容は HP
　（www.zenniti.com）をご覧下さい.

Monthly Book ENTONI　No.284

2023 年 5 月 15 日発行（毎月 1 回 15 日発行）
定価は表紙に表示してあります.
Printed in Japan

発行者　　末 定 広 光
発行所　　株式会社　全日本病院出版会
〒 113-0033 東京都文京区本郷 3 丁目 16 番 4 号 7 階
電話（03）5689-5989　Fax（03）5689-8030
郵便振替口座 00160-9-58753

印刷・製本　三報社印刷株式会社　　　電話（03）3637-0005
広告取扱店　株式会社文京メディカル　電話（03）3817-8036